中国中西医结合学会耳鼻咽喉科专业委员会健康科普专家委员会推荐

耳鸣，你应该知道的

主编

韩　朝｜唐旭霞

主审

迟放鲁

上海科学技术出版社

图书在版编目（ＣＩＰ）数据

耳鸣，你应该知道的 / 韩朝，唐旭霞主编. -- 上海：上海科学技术出版社，2021.1(2022.7 重印)
ISBN 978-7-5478-5021-3

Ⅰ. ①耳… Ⅱ. ①韩… ②唐… Ⅲ. ①耳鸣－普及读物 Ⅳ. ①R764.45-49

中国版本图书馆CIP数据核字(2020)第128192号

耳鸣，你应该知道的

主编　韩　朝　唐旭霞　主审　迟放鲁

上海世纪出版(集团)有限公司
上海科学技术出版社　出版、发行
（上海市闵行区号景路159弄A座9F-10F）
邮政编码201101　www.sstp.cn
上海中华商务联合印刷有限公司 印刷
开本 889×1194　1/32　印张 4.625
字数：120 千字
2021 年 1 月第 1 版　2022 年 7 月第 3 次印刷
ISBN 978-7-5478-5021-3/R·2146
定价：38.00 元

本书如有缺页、错装或坏损等严重质量问题，
请向工厂联系调换

内容提要

　　本书通过通俗的语言,向大家讲解耳的正常生理功能、解剖特点和病理情况,进而阐述耳鸣这一被广泛体验症状的原因和诊疗方法,让患者明白应该如何面对耳鸣,了解目前国际前沿处理耳鸣的方法,最终缓解耳鸣,使其不影响患者的正常生活和工作。

编者名单

主 编

韩 朝 唐旭霞

主 审

迟放鲁

副主编

吴拥真 田宏斌 史文迪 丛 宁

参 编

王瑾瑜 王成进 丁 娟 宋 静

绘 图

韩 烁

编 校

徐 浩

序

耳鸣一直属于耳科的疑难杂症,由于耳鸣是一个只有患者自己才能感知到的主观症状,旁人无法体会和理解。由于缺乏客观检查指标,所以科学研究困难重重,医学研究最常用的动物实验并不能完全模拟这种主观感觉。尽管如此,在临床医生和科研人员的不断努力下,对于耳鸣的认识逐渐清晰起来。目前的共识是耳鸣起病于外周,由于中枢神经系统的重塑和不良功能连接导致慢性化,这是耳鸣患者常伴有心理问题的原因。对耳鸣的治疗,首先应仔细区分辨析病因,对因处理;其次,也是最重要的是,通过心理治疗,改善中枢神经系统的异常重塑和不良功能连接。

尽管脉络已经清晰,但是耳鸣的处置仍然面临很多的问题,这里有普通大众对耳鸣的理解偏差问题,有培养一个治疗耳鸣医生的困难。我的学生韩朝在这方面做了很多工作,建立了"耳鸣之光"公益网站,向大众传播耳鸣科普知识;通过不断的学习、翻译国外耳鸣专著,提升自己的临床水平;通过上万例耳鸣患者的诊治经验积累,成为一名合格的耳鸣诊治医生。本书正是他这些年耳鸣科普工作和耳鸣临床经验积累的结晶。

　　本书内容涵盖耳的生理和病理、耳鸣的病理生理机制、检查手段、详细的处置策略、最新的进展、普通大众和耳鸣患者对耳鸣的误解以及最具代表性的疑问。

　　作为韩朝的导师，看到这本书的出版很是欣慰，特做此序，推荐给广大读者。

2020 年 5 月

前 言

　　耳鸣是一种症状,而不是疾病。它一直被大众所误解,人们
"谈耳鸣色变"。造成这种情况的主要原因在于耳鸣的不可名状、
耳鸣的原因繁多、医生的处置无序、网络虚假信息的铺天盖地、对
耳鸣的机制研究目前尚没有肯定的结论等。但这并不代表这个症
状就无法处置了,也不代表得了耳鸣就像得了绝症一样。作为战
斗在耳鸣诊治一线的医生,笔者经过对大量耳鸣患者的研究观察,
发现耳鸣医治困难的原因往往在于患者对耳鸣缺乏足够正确的认
识。为了解决这个问题,笔者和同道一起创立了"耳鸣之光"公益
网站,宣传耳鸣相关知识,并通过"耳鸣之光"微信公众号推送耳鸣
相关文章,久而久之,多有积累。为了让更多耳鸣患者全面理解耳
鸣,决定将这些内容整理、汇集成册。《耳鸣,你应该知道的》这本
书主要向大家解释什么是耳鸣,得了耳鸣应该怎么办,目前耳鸣有
哪些原因和治疗方法,需要做哪些检查等。相信读过此书,大家能
够对耳鸣有正面的认识,让耳鸣不再是大家的"心病",因为绝大多
数耳鸣经过合理处置,患者可以不再受耳鸣的烦扰,回归正常
生活。

　　最后,感谢我的导师迟放鲁教授对本书的审阅,感谢我的女

儿韩烁为该书绘制精美的图片，感谢同道为耳鸣科普做出的贡献。

韩　朝

2020 年 5 月

目 录

诊疗篇
043

答疑篇
125

基础篇

1　你了解耳朵吗（耳朵的科幻之旅）

人类和其他动物一样都有两只耳朵，一边一个，大家都习以为常了，但大家对耳朵的认识往往就止于用手可以摸到、眼睛可以看到的医学上称为耳郭的"耳朵"，以及称为外耳道口的"耳朵眼"，有的人还知道医学上称为鼓膜的耳膜。耳朵眼或许大家看来比较重要，因为它容易进水，感觉很不舒服，会痒，需要用耳勺或手指挠一下。耳朵我们也知道是用来听声音的，声音大了还很不舒服。但再往里面是啥？和脑的关系是怎样的？是不是和鼻子、眼睛、嘴巴是通着的？我们是怎样听到声音的？下面来和大家聊聊耳朵里面到底是怎么回事。

（1）　耳郭和外耳道口（耳朵眼）

在这里先说一下大家司空见惯的耳郭和耳朵眼，耳郭当然有美观的作用，如果没有耳郭，会很难看的，至少是我们习惯上不能接受的，但是完美的耳郭（图1）并不是每个人都有，确实存在一些不幸的小朋友，发育过程受到影响，导致耳郭和正常人不一样，甚至没有，医学上称为小耳畸形（图2），这种畸形需要尽早就医，获得解决办法。

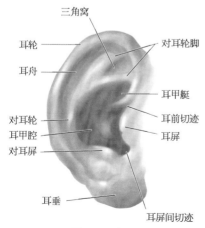

图 1　正常耳

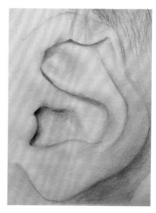

图 2　耳郭畸形

因为有些使用简单的矫治处理就可以恢复正常，有些较严重的需要通过手术整形恢复部分外观，有些可以恢复得很棒。

耳郭除了美观作用，在生理上的作用是收集声音和影响传入耳朵眼（外耳道口）的声音信号，让大脑确定声音的方向，听声音，比如有人会用手来辅助耳朵听声音。那么这个是如何实现的呢？原因在于我们的耳郭突出头部，形成了包围耳朵眼的屏障，这样声音从不同方向传向耳朵眼时，就会因为耳郭这个屏障的遮挡发生不同的衰减或增强，实际上被耳郭进行了二次加工，这样大脑就可以辨别这些细微的差别，结合生活实践辨别这些声音特点，从而确定声音来源，两侧耳郭配合就可以增加声音传到双侧耳郭的时间差别和响度差别，这些特点使声音被进一步加工，这样我们就能精细地区别外界的声音，作出不同的判断。由于某些原因，有的人出生时或出生后一只耳的功能没有了，他们就不能很好地分辨声音的来源，对声音没有方向感，在后面喊他时，他分辨不清声音来自何方。

（2）外耳道

声音经过耳郭的加工进入耳朵眼，耳朵眼连接着的是外耳道，外耳道是一个不规则的类似圆柱形的管子，长度 2.5 cm 左右，外耳道的外 1/3 与耳郭连接紧密，拽耳郭时会跟着活动，表面的皮肤含有耵聍腺，会分泌耵聍液，这是耳屎的重要成分，耵聍液会根据身体的状况，分泌量和性质发生变化。一般生病时比较明显，所以有人生病后耵聍会增加，也有的人先天分泌的耵聍液比较黏稠。大家可能会问，为何要有耵聍腺啊？这么小的洞洞眼，分泌东西不就堵住了吗？其实多数情况下，不需要担心的，首先耵聍液可以保持外耳道处于无菌的状态，防止感染，发出气味防止飞虫进入。这很重要哦，想想我们入睡时，耳朵眼对虫子来说可是比较舒服的窝，里面温暖干燥，而耵聍液的气味就会减少虫子的进入。当然总会有"冒失鬼"闯入我们的外耳道，这种情况还是比较危险的，因为外耳道只有一个口，虫子多数只会一直往里面爬，尤其当我们察觉到的时候，会去掏耳朵眼。这样虫子就不会自己出来了，小的虫子比如蚊子，问题不大,力量不足以损伤耳膜,但是像蟑螂这种力量大的甲壳类虫子,就会抓破我们的耳膜!这种情况下,就会很疼的,遇到这种情况需要及时到耳鼻喉科就医,让耳科医生用特殊镊子把虫子取出来。破损耳膜多数情况下会自己愈合,完好如初,但也有不愈合的需要手术修补。

　　外耳道(图 3)是有自洁功能的。由于外耳道前下壁是颞颌关节,我们咀嚼的时候把手指放到耳朵眼前面,张口可以感觉到关节运动,随着咀嚼运动,这种运动将外耳道变成了波动性运动的管子,会把外耳道的耳屎推到外耳道口,从而保持外耳道的通畅。当然如果不小心把耳屎推入了外耳道内 2/3,情况就不太乐观了,但也不要担心,一般的耳屎会随着体位或耳膜的保护性振动被推出到外耳道外 1/3,从而被颞颌关节的运动推出外耳道。如果实在不行,就要请耳科医生来处理了。可以用

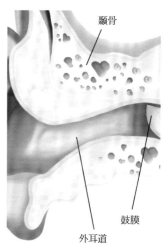

颞骨

鼓膜

外耳道

图 3　外耳道的结构组成示意图

特制的镊子,配合特殊的照明取出。当然也有的耳屎很硬、很大,这时需要用特殊的碱性药水软化一下(耳屎是酸性的,酸碱中和),再用水冲出来,这个操作只能由专业医护人员进行。因为进行这项操作需要熟悉耳朵的解剖结构,需要一定的技巧,否则容易损伤耳膜和外耳道,甚至会把耳屎推向深处,从而可能引发外耳道炎或中耳炎。

　　(3)　耳膜

　　外耳道的深处是像纸片一样薄的耳膜(图 4),可以说是薄如蝉翼。耳膜是外耳与中耳的分界线,它将中耳与外界隔绝起来。所以正常的耳朵,中耳与外耳道是不相通的。耳膜薄如蝉翼,呈半透明状,有的人外耳道比较直,可以借助灯光看到泛白的耳膜,多数情况

需要借助特殊的耳科器械才能看清楚全貌。耳膜的主要作用是随着进入外耳道的声波而发生内外移动，类似于鼓的封皮。耳膜由于很薄，过大的冲击气流、外物和感染会引起耳膜破裂，也就是常说的耳膜破裂或穿孔。耳膜破裂后，如果没有感染化脓，一般都会自行愈合，愈合的时间长短不一，一般数天到数月。这期间需要防止外耳道进水，避免感冒，避免做捏鼻鼓气动作（后面会讲到为什么）。除了急性破裂，耳膜还会因种种原因而出现局部内陷，多数是耳膜上部，看上去比较松弛，也称为松弛部，下部分为紧张部，这部分像鼓的封皮，占耳膜总面积的大部分，主要起传音作用，这部分发生穿孔会引起听力下降。松弛部内陷会引起脱落的上皮组织无法排出，从而不断积聚，不断生长就会向内压迫破坏周围的骨头和结构，也会引起感染，这种状态就是所谓的胆脂瘤形成，需要尽早手术切除。

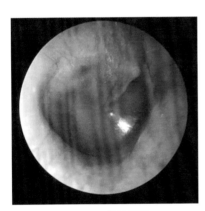

图4　正常的耳膜

超过3个月的耳膜紧张部穿孔，依靠人体自身的愈合能力来修复恢复正常的状态和功能已经不太可能，这时候就需要耳科医生进行耳膜修补手术。尽管称之为耳膜修补手术，也不能顾名思义，把耳膜像补衣服一样补起来。医生的工作其实是通过手术显微镜或耳内镜进入外耳道，看清楚耳膜的结构，使用显微器械在穿孔的边缘，把边缘失去生长能力的瘢痕组织去掉，暴露耳膜正常的三层结构，然后使用人工材料或人体其他地方的膜样组织，比如包裹颞肌的筋膜、包裹耳屏软骨的筋膜或脂肪组织或软骨片在穿孔部位搭一个桥，这样前面新暴露的耳膜三层结构中的皮肤和黏膜上皮组织就会沿着搭的桥爬行，最终封闭耳膜穿孔，搭桥的组织会在后期的重建过程中被重新破坏、吸收，变成耳膜结构或直接参与耳膜的重建。耳膜修补能否获得成功与机体自己的修复能力、中耳的通气功能以及术后护理有关系。

（4）中耳腔

越过耳膜，就进入了神秘的中耳腔。这里结构复杂，类似钟表的内部。但是耳膜并不是孤立的一层薄薄的结构。为了完成声音的传递，耳膜除了四周固定于外耳道四周的骨壁（鼓环）和外耳道上壁的骨头边缘封闭外耳道底之外，其中上部还包裹着外形类似锤子的锤骨，锤子的柄被耳膜包裹，锤子的头向上，与砧骨通过韧带关节连在一起，而砧骨的另一端又和外形似马镫的镫骨通过关节韧带连接在一起。马镫的底，卵圆形的骨板刚好通过一圈韧带封住内耳的入口。整个三块听小骨组成的传递系统，医学上称为听骨链，位于耳膜内侧中上部分的骨性窝内，耳科医生称这个类似阁楼的空间为上鼓室，其中两块肌肉和许多韧带、筋膜像绳子一样固定着这套精密的传音系统。当耳膜受到声音撞击内外活动时，就会带动锤骨柄内外运动，锤骨头把运动传递给砧骨，砧骨传递给镫骨，最终引起镫骨底板内外活塞式运动，将耳膜的动能传递入内耳。

听骨链是人体最精细的结构系统之一，它的正常工作可以让我们感知 20～20 000 Hz 的声音频率变化和 1 dB 的声音响度变化。当然听骨链的正常工作，需要中耳腔处于正常的压力状态，中耳黏膜处于正常的状态，一旦中耳压力或中耳黏膜发生变化，如咽鼓管功能不良、耳膜穿孔、中耳发炎就会影响听骨链的活动，从而引起不适症状，包括耳闷感、听力下降、耳鸣等。为了避免这些情况的发生，人体设置了许多防护措施。如为了防止脆弱的耳膜穿孔，人体将耳膜藏在深深的外耳道里面，周围都是坚硬的骨头；为了防止水进入，外耳道呈现特殊的弯曲形状；为了防止虫子和灰尘进入，设置了耵聍腺；为了防止中耳压力突变，设置了咽鼓管开放关闭平衡压力（咽鼓管顾名思义是连接中鼓室和鼻咽腔的管子）；为了减少外界声音的突然变强对内耳的损伤，设置了两块肌肉，分别是固定锤骨颈的鼓膜张肌和固定镫骨颈的镫骨肌，这两块肌肉除了有稳定听骨链的作用外，还有重要的保护作用。镫骨肌在强声刺激（比如打雷，对耳朵大声说话)时,可以收缩,将镫骨底板向外后拉紧,减少镫骨的活动度,从而降低进入内耳的声音能量。而鼓膜张肌在人体进行咀嚼等动作时按需收缩,将锤骨柄拉向内侧,耳膜紧张起来,降低咀嚼动作产生的低频声音的传导,提高高频声音的传导,从而使我们在咀嚼时仍然可以对声音进行有效的感知辨识,如果你感觉咀嚼时听不清别人的讲话,说明这个鼓膜张肌的功能是打折扣的。

　　以上说的是中耳腔内的结构(图 5),再来看看中耳腔的周围。外侧壁自然是耳膜,内侧壁是内耳的外侧骨壁,除了镫骨底板盖住进入内耳的一个通路外,在内侧壁的后部,紧靠镫骨底板下方是圆窗,这个也是内耳的通路(其作用后面再说)。圆窗也藏在骨头内,并有膜覆盖。中耳腔的前壁,主要是上方咽鼓管的中耳鼓室开口,平常咽鼓管是关闭的,只在吞咽和捏鼻鼓气时开放,目的是平衡中耳腔的压力,使中耳腔和外耳道的气压一致,保持听骨链和耳膜处于最佳的状态。前面说到,尽量不要做捏鼻鼓气动作,这不是正常的生理动作,鼻咽腔在鼻后面,平时感冒或咽部炎症时,做这个动作(包括擤鼻涕)很容易把细菌带入中耳腔,从而增加发生中耳炎的风

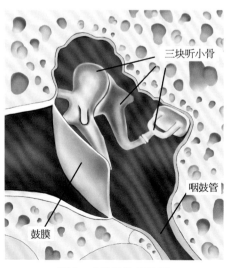

三块听小骨

咽鼓管

鼓膜

图 5　中耳结构示意图

险。中耳腔的后上有个骨性洞口，称为鼓窦入口，与一堆骨性气房相通，也就是乳突腔。乳突腔就位于耳朵后面摸到的骨头（叫乳突）里面。中耳腔的上壁通过几毫米厚的骨板与大脑相隔开，有的甚至没有骨板，所以耳朵与大脑关系密切。中耳腔的下壁也是骨头，这些骨头表面像珊瑚一般，下面是颈内动脉和颈内静脉这两根大血管进入颅内的转折处。由于中耳内的结构复杂，功能精细，在人类社会机械不断发展的今天，各种超过自然界正常范围的强声和损伤因素不断产生，远远超过了机体的代偿能力，所以极易受损害。我们平时一定要注意避免噪声，保护好我们的耳朵。

（5）内耳

经过耳郭、外耳道、中耳，就到了最为关键的内耳（图 6）。内耳就像一个长着三根半圆形触角的蜗牛一样，趴在中耳的内侧壁骨头里面。位于前方的蜗牛壳就是我们说的耳蜗；位于中部，类似于蜗牛的头部是前庭，镫骨底板封闭的卵圆窗和圆窗连通前庭。位于后部的 3 个半圆形触角是 3 个半规管。内耳的结构外面包裹着厚厚的骨头，里面包着充满内外淋巴液体的空间，内外淋巴液里面有感受身体平衡、负责我们走路平稳、追踪移动物体的前庭器官和感受声

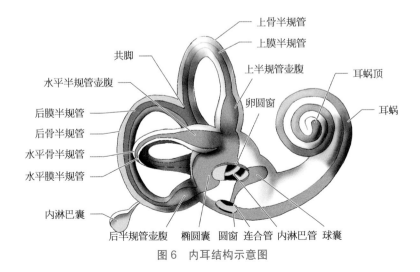

图 6　内耳结构示意图

音刺激的听觉器官。前庭器官和听觉器官都是由毛细胞和支持细胞组成的。毛细胞顾名思义是有毛的细胞，就和三毛流浪记漫画的三毛差不多，圆圆的脑袋顶着几根毛。可别小看这几根毛，这几根毛随着内耳腔内液体的波动，可以引起毛细胞的电活动，然后在支持细胞的帮助下将毛的动能转化为电信号。通过连着的神经纤维传入大脑，我们也就听到了声音。上述这些结构实际上都很小，耳蜗的长径不到 1 cm，短径不过 0.5 cm，在这个狭小的空间内毛细胞整齐地排列在螺旋状的耳蜗内。就是这个狭小的精密空间，处理日常的 20～20 000 Hz 的声音！而这些微细的结构所需的能量则是通过纤细的小血管供应，这些血管的堵塞会直接造成上述微细结构的损伤，表现为突发性聋。由于这些微细结构都是高耗能、高度分化的，因此对缺氧的耐受极差，而且损伤后几乎无法修复如初，所以对于耳聋，预防是最为重要的。当然医生和科学家一直在努力通过各种方法挽救耳聋。最常见的是助听器，其实质是一个声音放大器，使用的前提是听力下降不是很严重。还有就是人工耳蜗。由于人工耳蜗的出现，让完全没有听力的患者也可以获得听力。其实质是取代了耳蜗内的毛细胞功能，将声音信号转化为电信号直接刺激与耳蜗相连的听觉神经纤维。当然人工耳蜗成功的前提需要有耳蜗的骨性结构（不一定完全正常）和与耳蜗相连的听觉神经。当听神经完全没有时，医生通过电极刺激听神经的中枢端也可以获得听觉感知，但是效果就很差了。好在这种情况还是极少见的。

讲完了耳朵听觉功能，大家似乎就认为耳朵讲完了，对吧？其实耳朵还有另外一个非常重要的，甚至不亚于听觉的功能，那就是平衡功能。其实我们的身体要保持平衡，行走自如，很大一部分来自前庭和 3 个半规管。前庭里面有两个器官分别是球囊和椭圆囊，其实就是两个类似小土包的突起，上面长满了毛细胞。但其却可以感知我们在水平和垂直方向的加速度。而 3 个半规管里，每个都有一小撮像和尚戴的高帽一般的称为壶腹嵴的结构，其作用是感知 6 个方向的角加速度。这些方向加速度的感知可以让我们时刻知道头部和身体所处的位置。当这些器官出现问题时,就会出现旋转感、晃动感,称为眩晕。

② 我们是如何听到声音的

声音是物体振动产生的能量波,耳郭收集到声波能量,传入外耳道振动中耳的耳膜,声能转化为听骨链的机械能,引起内耳听器内液体的波动,这种波动引起毛细胞的运动,而毛细胞的运动将机械能转化为神经能够传递的电信号,沿着听神经传递到我们的大脑一级、二级听觉中枢,在那里进行处理加工后,就被我们"听到了"声音。听觉中枢与大脑其他相关中枢相互作用,声音就被我们"理解了"(图7)。

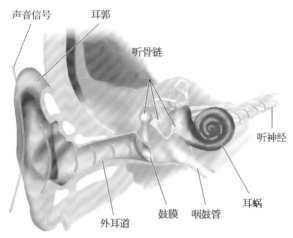

图 7　声音由外界到中枢神经系统的传导过程示意图

声音的第一站是耳,耳并不像它看起来那么简单,它其实是一个非常神奇的器官。

按照生物进化理论,人类由生活在海洋中进化成生活在陆地上的空气中,对声音的感知发生了很大的变化。在水中,声音是从水中传入内耳（液体环境），声音从液体传递到液体，是相同介质之间的传递，而在空气中，声音是从空气中传入内耳，声音从气体传递到液体，是两种不同介质之间的传递，按照声音传播理论，如果不采取措施，空气中传播的声音将无法传入内耳，绝大多数能量将损耗掉。

　　人类进化出了外耳和中耳，来解决不同介质声音传播耗损的问题。外耳包括耳郭和外耳道，功能相对简单，耳郭负责收集空气中的声音，并有辅助判断声音来源的作用，外耳道负责将耳郭收集的声音信号传递到中耳，同时由于外耳道的长度和横截面的物理特征，其对 2 000 Hz 的声音有共振作用，从而增强了 2 000 Hz 声音的强度，这也是为什么噪声性聋最先受损的频率在 2 000 Hz 的倍频区 4 000 Hz 的缘故。

　　中耳包括圆锥形的像纸一样薄的耳膜，连接耳膜与内耳的活塞式传动装置——听骨链，以及发挥固定听骨链和改变中耳传声强度的韧带和肌肉。与外耳相比，中耳的结构和功能就复杂多了。首先如上所述中耳结构包括了耳膜、听骨链、肌肉、韧带，甚至咽鼓管和半封闭的气腔。中耳正常情况下是充满气体的，气体的正常压力和成分依赖于气腔周围的黏膜和咽鼓管的开合。

　　中耳正常的压力和空气成分可以使中耳的这些精细结构得以正常的发挥作用，像外耳道传入的声音振动耳膜，将声音信号转化为机械运动，引起连接耳膜与内耳的听骨链振动，后者将机械振动转化为内耳液体的振动，从而实现了声音信号从空气介质传入到内耳液体介质。而最为奇妙的是，这种传递过程几乎是没有声音能量消耗和变异的，也就是声音信号高保真地传入了内耳。

　　声音由空气介质传递到液体介质，如果直接传播会有大量的耗损，几乎无法传递，但是由于增加了中耳、耳膜、听骨链和肌肉，使正常的人耳能够毫不费力地使声音从空气传到内耳液体中。其中的奥妙在于，耳膜、听骨链两者的神奇结构就像一个精细的放大装置，能够完全补偿声音从气体到液体的耗损。

③ 什么是耳鸣

很多人被耳鸣所困扰，但是有耳鸣并不能代表就一定有很严重的疾病，这是大家应该清楚的。耳鸣是一个耳科的常见症状，并不是一种疾病。

耳鸣其实就是大脑幻想的声音！是在没有外界声音存在的情况下，大脑自己产生的对声音幻想的感知，也就是说大脑出现了耳鸣这种声音真实存在时的大脑神经元活动的虚拟情况。

耳鸣在人群中占到很高的比例，16％～21％的成人会发生（这里指持续性耳鸣），而耳鼻喉科普通门诊中，耳鸣者更是占到了41.43％以上。

你是否因为耳鸣而焦虑？担心耳鸣是严重疾病的先兆？是不是有人告诉你耳鸣无法治疗？是不是这一系列问题困扰着你，让你烦躁不安、焦虑、困惑，几乎完全无法睡眠、无法从事工作。

但是并不是所有的耳鸣都会影响我们，这是为什么呢？这是一个非常重要的问题，为了说明这个问题，让我们来举个例子吧。比如你手里有100元钱，对于这100元钱，你是怎么想的呢？如果你打算拿这100元给心爱的人买一束花，那么你会觉得这100元充满了爱的含义；如果你打算拿这100元给可爱的小宝宝买一个玩具，那么你会觉得这100元充满了快乐的含义；如果你打算拿这100元给老人买一个生日蛋糕，那么你会觉得这100元充满了幸福的含义；如果你打算拿这100元去交罚单，那么你会觉得这100元就是无奈的使者；如果你打算拿这100元去做坏事，那么你会觉得这100元就是惶恐的化身。

上述例子说明我们对事物的看法而不是事物本身影响着我们的情绪。

大脑对于习惯的声音有一种特殊的忽略功能，例如在马路边的住户，开始可能对马路的噪声有明显的感知，但是时间长了，你会逐渐适应马路的噪声，而仅对偶尔高声的喇叭产生一过性反应。大脑也会对我们关注的声音进行处理，从而使受到关注的声音得到更好的接收，而无关声音被抑制，这就是我们在嘈杂的环境中和人交谈时的感受，周围的噪声似乎减弱了并没有影响交谈。由此，我们可以很有信心地告诉各位有耳鸣的人，马路的噪声都可以被习惯而不被注意，我们不关注的声音可以被大脑进行弱化处理，耳鸣也可以。实际上，研究人员在对耳鸣的响度进行匹配时，发现耳鸣的响度仅有 10 dB HL 左右，这仅相当于我们耳语的声音。对于这种小的声音，我们不能习惯它、忽视它的根本原因，在于我们如何来理解和看待它。

　　100 元钱当你有不同的用途时，产生不同的感受，正如古希腊哲学家爱比克泰德所说："对人产生影响的不是事物本身，而是人看待事物的想法。"换言之，对人产生影响的不是耳鸣声音本身，而是人看待耳鸣这一声音的观念。

　　耳鸣其实只是一个症状，却无法将其具体定位，尽管耳朵是听声音的，但是耳鸣时并没有明确的声源，也不是耳朵发出的声音！耳鸣作为一个普遍的、常见的症状，其实并不可怕。只要充分的了解耳鸣，合理的对待它，合理的配合医生来处置它，就会让耳鸣这种声音不再影响到你。

④　耳鸣是如何产生的

　　耳鸣可以分为两大类：客观性耳鸣（也称为体觉性耳鸣）和主观性耳鸣（也简称耳鸣，一般我们所说的耳鸣都是主观性耳鸣）。

　　所谓客观性耳鸣就是由实实在在的声音传入耳内产生的耳鸣。

　　正常人体在完成相关功能时会产生各种各样的声音，如肌肉运动的声音、牙齿碰撞的声音、血液在血管内流动的声音、呼吸的声音等，为什么我们听不到或者不关注这些声音？事实上我们的耳朵听得到这些声音,只不过是由于我们的大脑在潜意识中已经默认这些声音为无意义的声音,从而忽视它们,不把它们带入更高的意识感知层面,我们的感觉是听不到了。但当这些声音因为某些原因发生了变化,变得更强或频率改变时,或者我们自身的内分泌系统等发生了变化,导致对声音的认知和敏感性发生变化时,原有的这些声音已经不再仅在大脑的潜意识中出现,被大脑提交到意识层面,我们也就感知到这些声音,这是客观性耳鸣产生的原因。具体原因见表1。

表1 客观性耳鸣常见原因

血管性(来源于血流紊乱的脉动性耳鸣)	肌性(收缩引起的咔哒声、振动声)	其他
• 动脉硬化 • 动静脉畸形 • 良性颅内高压 • 颈动脉狭窄 • 颈静脉球体裂 • 球体瘤(静脉球体瘤和鼓室体瘤) • 脑积水 • 高动力状态(贫血、怀孕、甲亢) • 血管襻 • 静脉异常	• 腭肌阵挛 • 中耳肌阵挛(鼓膜张肌、镫骨肌)	• 咽鼓管开闭

主观性耳鸣是在没有现实声源的情况下,纯粹是大脑自己感知到的声音,这种耳鸣占所有耳鸣患者的90%。任何可能产生电信号并在听觉通路内传递的情况,都可能产生在没有外界声源情况下大脑对声音的感知,也就是主观性耳鸣。

越来越多的研究表明主观性耳鸣实质上是大脑问题,而不是耳的问题(图8)。

主观性耳鸣常见原因见表2。

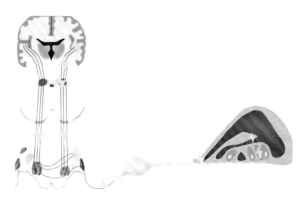

图 8　主观性耳鸣示意图：黄色标记代表可能引起耳鸣的病变位置

表 2　主观性耳鸣常见原因

耳科疾病	神经科疾病	其他
感染 ● 中耳积液 ● 外耳道炎 **新生物** ● 胆脂瘤 ● 脑膜瘤 ● 骨瘤/骨疣 ● 前庭神经鞘膜瘤（听神经瘤） **迷路问题** ● 梅尼埃病 ● 噪声性聋 ● 外淋巴瘘 ● 老年性聋 **外伤性** ● 头部外伤 ● 听骨链中断 ● 鼓膜穿孔 ● 颈部外伤 **药物（不良反应）** ● 水杨酸盐类 ● 非甾体抗炎药 ● 利尿剂 ● 氨基糖苷类	● 多发性硬化 ● 偏头痛 ● 癫痫样疾病 ● 紧张 ● 抑郁	● 颞颌关节紊乱 ● 营养缺乏（锌、镁、铁、维生素 B_{12}） ● 代谢紊乱（高脂血症、高胆固醇血症、高血凝状态） ● 饮食（盐、酒精、单糖、谷氨酸钠、其他事物过量）

耳科疾病	神经科疾病	其他
● 其他		

其他
- 耵聍栓塞
- 耳硬化症

⑤ 为什么耳鸣会让我们感觉到痛苦

　　人的大脑中有两套系统：一套系统是感知外周的各种感觉，包括听觉、视觉、嗅觉、触觉等，负责将这些感觉传入大脑内相应的感觉中枢。第二套系统是高级中枢神经系统，决定我们如何看待这些感觉，对这些感觉做出什么样的反应。

　　第一套系统感觉到耳鸣，而是否因耳鸣而痛苦，是否产生自杀想法，是否影响到我们的睡眠，关键看第二套系统！

　　当耳鸣让我们烦躁不安，无法忽略时，说明我们的第二套系统参与其中。但是大家不要失望，我们的大脑还是有高超的本领，就是大脑重塑，也就是说大脑会在特定情况下，发生变化，如对心跳、咀嚼等声音的适应就是大脑重塑。也就是说，我们可以利用大脑重塑来克服因耳鸣产生的烦躁不安等。当然，大脑重塑在每个人中是不一样的，如有些人需要时间长，有些人需要的时间短，但几乎每个人都能做到！一般来说这个过程需要 3～6 个月，也有人需要更长的时间。这就给了我们希望，我们是完全可以忽略耳鸣的，耳鸣是可以克服的。

⑥ 耳鸣与压力有关系吗

　　这里所说的压力主要是指社会心理压力，如工作压力、个体之间相处产生的压力。

　　压力或称为应激是机体的正面反应，用来动员自身的力量来产生适应，以应对新环境，提高个体的生存能力。但是不恰当的或长期的负荷则会产生许多疾病，包括神经萎缩、影响免疫能力、动脉粥样硬化、骨质脱钙和情绪疾病等。

　　耳鸣可以引起压力反应，压力也可以引起耳鸣，加重耳鸣。研究显示高强度的压力和噪声一样可以引起耳鸣。压力是引起客观性耳鸣的中耳肌肉阵挛的重要原因（由于我们目前没有手段明确中耳肌肉阵挛，因此多数归在主观性耳鸣中）。多项非专门针对压力的耳鸣研究中，统计结果显示压力是耳鸣的一个相关因素。生活负面事件（产生压力）与耳鸣患者生活质量之间的关系研究，显示生活负面事件影响耳鸣患者的生活质量。

　　缓解压力是耳鸣治疗的一个关键环节。研究显示耳鸣患者的压力激素水平明显提高。针对压力的正念课程训练对持续耳鸣是一种有价值的治疗方法。人工耳蜗植入对降低耳鸣引起的焦虑也有帮助，从而改善患者的生活质量。

　　有研究显示压力与耳鸣的生理基础主要是压力引起耳鸣可能是激活了内耳的下丘脑—肾上腺素轴，下丘脑—肾上腺素轴释放的激素影响耳蜗的盐皮质激素受体功能和血管纹钾离子的释放，改变了耳蜗毛细胞周围的离子环境，使毛细胞电活动异常，从而产生耳鸣。压力引起的下丘脑—肾上腺素轴活化和皮质类固醇的释放也可能影响听觉系统突触前后的神经重塑，也就是神经之间连接的重新组合，而神经重塑目前被证实是耳鸣的一个重要产生机制。神经重塑一般包括神经细胞之间的连接结构——突触的重新形成和消失，重新发挥功能和丧失功能，还有非突触的重塑。另外，压力从生物学角度来讲可以改变体内的激素水平，从而影响基因的表达，前面提到的神经重塑和神经传导改变。这些都可能是压力与耳鸣存在关系的生理基础。

　　神经影像学研究显示，耳鸣与压力有关存在解剖结构联系的支持,耳鸣感知涉及非听觉功能区包括顶叶前区、边缘系统(前扣带回、前脑岛和杏仁核)、海马和海马旁区,脑干的蓝斑核与压力、觉醒和注意力有关,动物实验发现,安苯扎林可作用于蓝斑核,能够消除实验动物的耳鸣,当然动物和人是完全不同的概念,尤其在意识方面,所以对实验动物耳鸣有效的药物不一定对人同样有效。

7　耳鸣与失眠和焦虑有关系吗

失眠和焦虑与耳鸣的关系极为密切,至于谁为因谁为果,目前没有定论。医生倾向于共患病的概念,即同时存在,互相影响。患者的倾向是耳鸣引起失眠,耳鸣引起焦虑,甚至耳鸣引起自杀,原因在于耳鸣往往先于失眠和焦虑出现。当然这种认知其实是不准确的。从耳鸣的声音感知的本质和目前认知的机制来说,应该是失眠和焦虑是因,耳鸣是果的可能性大些。从人体尚未完全明确的全身状态变化引起的各种表现来看,耳鸣与失眠和焦虑更像是一种状态的不同表现,由于这些症状的主观性(尽管有了一些客观指标),很难确切地分析这些症状的先后关系。

就耳鸣的处置策略来看,单一的耳鸣处置而忽略了睡眠和情绪问题是不可能成功的,即使成功也是暂时的。耳鸣综合治疗基本上包括针对耳鸣本身的处置,改善睡眠和调整情绪,三者缺一不可。

8　哪些症状与耳鸣相关

耳鸣很少单独存在,多数伴随着一些耳部的其他症状,而这些症状和耳鸣有千丝万缕的联系。

(1) 耳聋

耳聋不仅仅是完全听不到声音,也包括各种不同程度的听力下降,有些听力下降,实际上患者本人并不一定能够觉察到。前面提到耳鸣的原因就有耳聋导致的听觉剥夺。在绝大多数患者中耳鸣与耳聋相伴，研究显示 75％～90％ 的耳硬化症（传导性聋）患者有耳鸣，80％ 以上的突发性聋（感音神经性耳聋）患者有耳鸣。尽管研究显示 10％ 的耳鸣患者 8 kHz 以下听力正常，但是高频测试显示仍然存在听力损失，说明耳鸣总是与耳聋相关，即使听力阈值在正常范围内。很久以前就有人做过实验，在接近完全安静的声音屏蔽室内，此时暂时的听觉剥夺就会产生耳鸣，而用硅胶耳塞塞住一侧耳朵，7 天后 18 例正常听力参与者有 11 人产生了耳鸣。因此耳鸣患者最应当关注的首先是否有耳聋。当然有耳聋并不一定有耳鸣，因为统计显示 50％ 耳聋患者没有耳鸣。

（2）听觉过敏

听觉过敏是听觉通路内增益增加的结果，而且仅由声音的物理学特征所决定（也就是其强度和频谱）。听觉过敏常发生于听力受损频率的区域，听力受损后大脑对周围声音存在一片静默的区域（受损频率区），称为黑洞。患者本身可能没有意识到，但当周围突然出现一个很强的声音，其频率恰好位于这片静默的区域时，大脑就会特别不适应。正如我们从黑暗中突然进入强光线环境中，出现刺眼的感觉是一样的道理。还有一类听觉过敏和中耳的传音结构处于不良状态有关，多数经过一段时间不良状态改善后可以自行消失。

（3）恐声症

恐声症是听觉和边缘系统（可以认为是我们大脑内的第二套高级系统）以及自主神经系统之间的功能性连接得到强化的结果，对特定模式的声音产生的反应，声音的能量是次要的或无关的。在恐声症中，声音的含义和个人既往遭遇是关键，声音的听觉特征扮演次要角色。

（4）厌声

厌声是指对某种声音心理上感觉到特别不舒服。

（5）幻听

幻听是出现于听觉器官的虚幻知觉，是精神病患者常见症状之一。尤其多见于精神分裂症。精神分裂症的幻听多为真性幻听,也可有假性幻听。如患者可以清楚地告诉你。声音是通过他的耳朵听到的,声音是在外界,离他一定的距离出现的。有假性幻听的患者则会具体地说出声音不是来自外界,而是存在于他的脑子里或肚子里。幻听与耳鸣最大的区别是,幻听是有内容、有含义的声音,如某人说话的声音,而耳鸣是无内容和含义的声音,如像蝉鸣的声音。

⑨ 什么是耳机病? 使用耳机可能会出现哪些问题? 如何最大限度地降低耳机对听觉的损害

顾名思义,耳机病应该是佩戴耳机引发的一系列不适症状的集合。自从随身听诞生以来,耳机就进入了千家万户,耳机的优越性不言而喻,使用者可以独自享受声音而不会干扰到其他人,可以在任何地方,随心所欲的倾听声音。非常符合现代人的特点——崇尚个人空间,不干扰别人。但是随着耳机使用的时间和范围的扩大,越来越多的问题受到人们的重视,这些问题也就组成了"耳机病"的概念。

使用耳机可能会出现什么问题? 这些问题出现的原因是什么? 我们如何在享受声音的同时能够避免这些问题呢?

目前耳机从佩戴方式来分,大体分为两类,一类是耳道嵌入式,一类是包裹耳郭式。人类耳郭的功能是收集声音,微调声波强度,耳道的作用更加复杂一些,其不但有收集声波,增强声波能量的作用,还有自我清洁能力。后者通过耵聍腺分泌保持外耳道近乎无菌的环境,颞颌关节的运动将耳道内的耵聍屑排出外耳道,当然,这些功能只有在外耳道保持正常的生理状态下才能够实现。

很明显包裹耳郭式,由于给声符合一般的声音特点,也不影响耳道的功能,从结构上来说影响很小。而耳道嵌入式,由于直接接触压迫外耳道,问题就会比较多,首先深入外耳道有将外耳道耵聍推入外耳道深处的可能,其次影响颞颌关节运动产生的将外耳道耵聍向外推送的功能，耳机与外耳道皮肤的摩擦会引起毛囊发炎，耳机长时间压迫外耳道会引起耳痛、耳胀。还有耳机不适合清洗，随着佩戴时间的延长，以及交换佩戴有引起传播疾病的可能。所以，为了避免上述情况的发生，建议不要长时间佩戴耳机，一般半个小时比较合适，佩戴时尽量不要做咀嚼等活动颞颌关节的动作，最好使用包裹耳郭式耳机。

耳朵是一个高度精密的器官，它可以感知 20～20 000 Hz 范围的声音，有一套精密的根据声音高低调节感知的系统，从而避免耳朵受到伤害。当然随着年龄的增长，功能趋于退化。对耳朵影响最大的是过度的声音刺激，由于工业化的发展和机械的产生，人类制造的声音强度已经远远超过自然界存在的声音，从适者生存的进化论角度来说，我们耳朵对大自然声音的适应，已经不足以应付人类制造的声音强度，达到保护耳朵的作用。使得我们的耳朵相对越来越脆弱。耳机的使用加重了这个环节。

耳朵是人体唯一一个全方位监测周围环境的器官。对我们时刻认知周围环境，躲避危险有重要的作用，而耳机的佩戴让这一重要功能几乎丧失殆尽，多数人在行走、跑步、乘坐交通工具时使用耳机，这其实将我们置于非常危险的境地，因为此时就等于关掉了这一全方位监测周围环境的功能，视线外的危险无法很好地察觉，极易发生意外。因此，建议不要在陌生环境和复杂环境使用耳机，或使用时将音量尽可能调低。当然，当你佩戴耳机时，也自然关上了和别人交流的大门，别人会以为你处于拒绝和别人交流的状态。从而将自己封闭起来，外界美好的一切都被你拒绝在外。长此以往，你的内心将会逐渐处于空虚状态，情绪将会极易受到影响而波动，这些本身会体现在听觉系统上，表现为耳鸣、听觉过敏、耳痛、耳不适等症状。

为什么说使用耳机会影响听力呢？首先耳机，尤其是耳道嵌入式耳机是将声音直接靠近鼓膜传递，能量相对更强，而目前的流行音乐、打击乐等分贝数很高，很容易在欣赏音乐的同时，忽视强声引起的耳朵不适;第二使用耳机时,往往周围的噪声比较大,在这个背景噪声的基础上使用耳机,为了消除背景噪声的干扰,很自然的要提高声音强度,使耳朵处于过高的声音刺激之中。由于这种娱乐性音乐使人处于心情愉悦的状态,很容易长时间倾听,从而使耳朵长时间处于过高的声音刺激。耳朵长时间处于较高声音刺激,内耳得不到适当的休息,会出现暂时性听力下降,时间久了就会出现永久性听力下降,由于强声引起的听力下降往往先损伤高频听力,而这个频率的听力下降,患者不容易察觉,因此很难早期发现,从而被忽视,直到很严重了,影响到语言交流才发现,但为时已晚。

如何最大限度地降低耳机对听觉的损害呢? 首先音量不能太大,不要追求强刺激的快感,一般 60～70 dB 比较合适,并且要记住声音越响,连续听的时间就要越短;其次,不要在周围噪声很大的环境戴耳机;最后,不能戴耳机听音乐睡觉。

⑩ 耳鸣为什么总是被误解

很多时候耳鸣患者诉说耳鸣让其听力下降了,耳鸣让其睡不着觉,耳鸣让其感觉生活无意义,耳鸣让其想自杀。

这些情况曾一度让我们相信是真的,所以对耳鸣产生了无尽的恐惧,有耳鸣的听到这些也不再淡定,没有耳鸣的生怕自己得耳鸣。使得大家谈耳鸣色变。但是随着我们对耳鸣本质认识的不断深入,对临床耳鸣患者的观察和随访,慢慢地发现,多数情况下耳鸣可能只是一个预警信号,通过耳鸣提醒大脑,身体可能存在某些问题,而这些问题被忽视了,反而作为警报的耳鸣被当成了主要问题。

耳鸣不过是替罪羊,耳鸣引起自杀?! 其实是耳鸣掩盖下的抑郁导致的自杀,患者忽视了抑郁症,无法找到实质的目标,而无时无刻不在报警的耳鸣,便成了矛头所指,演化出耳鸣引起自杀。

失眠也是如此,明明是某种内部因素达到了机体耐受的临界值出现了失眠,耳鸣作为预警信号提前出现了,但无尽的慢慢长夜,寂静的外周环境，无从找寻原因，唯有此时陪伴着的耳鸣，成为了怪罪对象，因此大家都认为声音会影响睡眠，而无时无刻不在的耳鸣肯定是失眠的罪魁祸首。

从目前对耳鸣的研究来看，耳鸣作为一个症状，一个大脑兴奋信号，是不会引起机体实质性损伤的，如导致听觉毛细胞损伤，引起听力下降。所谓的"久鸣必聋"，不过是认知的局限性和有意的夸大造成的错误认知而已。

耳鸣多数情况是和其他症状一起存在，属于疾病的并发症状之一，多数情况下需要综合考虑，综合施治。

因此，有了耳鸣及时看医生排除一些疾病，比如突发性聋、中耳炎等，是有必要的。但机体的状态不是一朝一夕产生的，要改善需要时间，那么耳鸣也不会很快消失，需要合理处置，但是可以确定的是耳鸣经过合理治疗都是可以好转的。

⑪ 耳鸣、耳聋和眩晕三者有什么关系

耳鸣（这里不包括客观性耳鸣）、耳聋和眩晕（存在运动错觉）是耳科常见的三个主要症状，三者都属于症状范围，又存在明显的差别。

耳鸣是主观症状（只有患者自己的体验，别人无法体验），而耳聋和眩晕虽然也有主观成分，但也都有客观成分，也就是说耳聋和眩晕本身也属于体征范畴，我们可以用眼睛和仪器（纯音听阈测试、声导抗、眼震电图、CT、MRI 等）确定耳聋和眩晕存在的证据，甚至原因，而不仅仅依靠患者的主观感受。耳鸣则完全不同，除了依靠患者的主诉，我们无法通过仪器和眼睛客观地确定耳鸣的存在，更无法像耳聋和眩晕那样通过客观证据确定其严重程度，确定其病变部位，因为耳鸣目前没有直接的客观证据。这也是目前研究耳鸣的困难所在，同时决定了临床上处置耳鸣与耳聋和眩晕的差别，目前不能强求使用客观手段来诊断耳鸣以及判断耳鸣的治疗效果，否则

就会陷入困境,踯躅不前。

目前的研究提示耳鸣伴随着听觉通路的病变,大部分耳鸣合并有耳聋。既然是一种声音感知,与听觉系统相关就比较好理解,而听觉系统的病变目前有客观的检查手段,所以可以参照这些客观检查的结果来分析耳鸣的可能原因。耳鸣可能是某些病变的表现,这也就是为何我们诊治耳鸣中必须进行听觉通路相关检查的原因。而决定眩晕的前庭系统,又与听觉系统关系紧密,解剖上几乎算是一个器官,共享一条与中枢神经系统交流的通路,共享一根内听动脉,可谓荣辱与共,休戚相关,引起眩晕的疾病自然也可能是耳鸣的原因,所以前庭系统的相关检查在耳鸣诊治中也是有必要参照的。

耳鸣、耳聋和眩晕三个症状是密不可分的,常需要综合考虑才能准确地诊断疾病,实现合理治疗。有些研究提示某些方法可以提示耳鸣的客观存在,尽管尚不完善,目前临床上可用,比如 P300、fMRI,值得我们期待,但我们不应该因为没有客观的检查手段和评估手段就放弃对耳鸣患者的处置。目前在临床上合理、细心地询问病史和检查,有针对性的治疗以及评价量表的合理使用,确实可以解决大部分耳鸣患者的问题,使他们恢复正常的生活和工作。

三者之间又存在相互作用。耳聋持续存在会影响大脑对外周信号传入的固有认知,大脑为了适应这种状态进行代偿,目前认为这是耳鸣产生的原因。高频耳聋往往不被患者觉察,但此时耳鸣的出现可以提示耳聋的存在,如果不注意,耳聋继续发展影响语言频率引起了患者注意,就很容易认为是耳鸣引起了耳聋,所以可以否定所谓的"耳鸣引起耳聋"的说法。耳蜗受到损伤(缺血、缺氧、病毒等)可以同时引起耳鸣和耳聋,甚至耳鸣早于可查的耳聋是可以理解的,但是耳鸣与耳聋间隔时间很短,典型疾病如突发性聋。当然病变范围再广一些,影响到前庭,就会同时出现耳鸣、耳聋和眩晕。而这三者同时出现的典型代表疾病应该是梅尼埃病。单独的前庭系统疾病比如耳石症、前庭神经元炎,由于患者处于高度紧张状态也可以引起耳鸣,但不影响听力。由此,耳鸣只会伴发或继发于耳聋和眩晕，但不能说引起耳聋或眩晕。

三者在转归方面有所差异。耳聋相对固定，一旦出现（持续超过1个月）多数就一直存在，大脑的代偿只是微调部分功能（可能引发耳鸣和听觉过敏），不能修复耳聋，只能依靠人工助听。而眩晕最多持续数天，一旦引发的疾病稳定下来，大脑就会发挥强大的代偿适应能力使眩晕症状消失（这种代偿是否会引发某些耳鸣尚不清楚），不影响日常工作学习，医生的多数工作是促进大脑快速代偿，而无法修复已经损害的部分。引发耳鸣的疾病稳定下来，耳鸣存在消失、习惯和失代偿三种状态，并且每种状态持续时间比眩晕长，比耳聋相对短，有可能一直处于某种状态。三种状态可以互相转化。医生的工作是促使耳鸣从失代偿状态向习惯和消失转化。

⑫ 耳鸣与人体激素水平有关系吗

研究人员从蛙类和鸟类在求偶期对异性声音的吸引以及扶养期对幼儿声音的辨识现象，发现在这些特殊时期，听觉系统会发生相应的变化，如对某种声音特别敏感，只对某种声音产生反应，由此揭示性激素对听觉系统的真实影响。人类哺乳期的女性对自己孩子声音特别敏感也是这个道理。

研究显示雌激素水平的下降对绝经后女性听阈的下降有关系。更年期女性（男性同样存在这个问题）激素水平的不稳定波动对听觉系统可能存在波动性干扰，这种干扰可能不足以引起听力下降，但改变听觉系统的敏感度是有可能的，这对于解释更年期阶段的耳鸣（包括血管性耳鸣）和听觉过敏有帮助。

与压力应激相关的5-羟色胺和去甲肾上腺素可以易化大脑听区的重塑和改变对声音的处理，改变最佳感应频率，改变声反射的阈值，增加对噪声背景下的声音识别。甲状腺激素目前已知对听觉系统的发育极为重要。脑垂体分泌的后叶加压素和后叶催产素可以作用于听觉通路。

激素对机体的影响是通过受体配体结合的方式或直接促进效应因子的合成,作用范围有远距离和近距离。青少年时期是身体发育的重要阶段,体内各种激素分泌变化显著,加之学生阶段学业压力大,似乎出现耳鸣这种体现听觉系统细微变化的症状容易理解,但尚缺乏相关证据。

综上所述,人体激素的变化可能和耳鸣这种目前体现听觉系统异常的症状存在某种关联。

⑬ 耳鸣的产生有哪些原因? 耳鸣与脑鸣或颅鸣有区别吗

临床上经常会有耳鸣、脑鸣或颅鸣的主诉。耳鸣目前的定义是一种无意义的声音信号,而脑鸣或颅鸣顾名思义就是患者感觉到自己的颅内或脑内有声音,当然这里我们不涉及幻听(属于精神科的症状,声音其有具体内涵和内容)。

目前对耳鸣的机制研究显示耳鸣不是耳朵真正听到的现实中存在的声音,这也是为什么很多情况下我们无法描述耳鸣的原因。那么,耳鸣既然不是耳朵听到的声音,那么它到底是什么? 是怎样产生的? 目前的研究显示耳鸣的产生是多源的。

第一种来源是毛细胞受损后的异常兴奋产生电信号可以产生耳鸣,这种耳鸣可以说是实实在在的,类似耳朵听到的声音信号,但是由于不是有规律地释放信号,而是杂乱无章的,因此无法形容。

第二种来源是外周听神经传入信号不规则的缺失,引起中枢神经系统中对应的频谱神经元失去原有的抑制作用,发生代偿反应,从而出现一簇异常放电,这种异常放电被大脑解析为耳鸣。当然这种情况如果说是脑鸣或颅鸣也说得过去,但是大脑只能产生电信号并不能产生声音,我们默认的真正的声音感知还是耳朵,因此耳鸣更准确一些。

第三种来源是情绪系统释放异常的过量递质作用于耳蜗毛细

胞，产生了过度反应。

第四种来源是中耳肌肉振挛。有研究显示外伤后的耳鸣可能与大脑对中耳听骨链的运动幻觉有关，当然临床更多见的是咽鼓管功能不良引起的。

第五种来源是血管性耳鸣。血管性耳鸣是由于颅内压降低，进颅血流过速，或本身血流过速，或颅内动静脉瘘，或耳周血管性肿瘤，这些都位于颅内，可以称为脑鸣或颅鸣，但是这些声音的产生都需要通过耳朵的感知，是实实在在的声音，因此称为耳鸣也是合适的。

综上所述，脑鸣或颅鸣和耳鸣本身就是一回事，但为什么有的耳鸣是单侧，有的是双侧，有的感觉在颅内呢？

这可以通过大脑对声音信号具有定位能力来解释，声音从一侧耳朵进入后转化为电信号向中枢神经系统传递是双侧传递的，而且是不对等和反复交叉的，这种双侧传递模式，就可以由于双侧传入的时间差在大脑中产生不同的反应，这种反应让大脑对声音产生定位，就产生了单侧、双侧、位于颅内的定位现象，而在临床上，除了急性可知损伤部位的耳鸣侧别有意义外，多数没有多少实际意义。

因此，笔者认为耳鸣和脑鸣或颅鸣，实际上无法区分开来，只是患者的主诉而已。目前，对耳鸣的治疗是针对大脑的异常放电，有各种方法如声音刺激、电刺激、传入神经刺激、磁刺激等。这些方法已经能够很好地改善耳鸣症状，而不是基于区分耳鸣与脑鸣或颅鸣。因此，找寻合理的耳鸣原因，进行针对性的治疗才是重点。

14 哪些疾病可以引起耳胀和耳闷？ 原因是什么

耳胀和耳闷这两个症状比耳聋、眩晕和耳鸣对人的影响要小许多，短期存在对人影响不大，但是长期存在的确更让人不舒服，也是比较常见的就诊主诉，而检查往往一无所获。

耳闷、耳胀比较常见的疾病包括外耳道炎、外耳道液体积存、外耳道疖、外耳道胆脂瘤、耵聍栓塞、外耳道新生物、咽鼓管炎或功能不良、中耳积液、中耳新生物、梅尼埃病、某些突发性聋、耳膜破裂等。

应该说耳闷、耳胀作为躯体感觉，是位于耳周皮肤、黏膜和肌肉的压力感受器受到刺激引起，支配耳周的感觉神经包括三叉神经的分支、迷走神经、舌咽神经等的分支。理论上与内耳无关，因为内耳主要是声电转换的场所。

外耳道皮肤包括耳膜外表面受到挤压或推移、牵扯，不足以引起痛感时，会有耳胀感。

外耳道炎炎症较轻时，皮肤肿胀引起皮肤压力感受器的反应，产生耳胀的感觉。

外耳道疖的表现起先是毛囊增大引起皮肤张力增加，产生耳胀感，继续发展超过疼痛阈值产生痛感。

外耳道新生物由于生长缓慢，对皮肤产生的拉力缓慢，很快被皮肤的适应性延展所抵消，因此耳胀感不明显。外耳道新生物长到一定的大小，占据外耳道达到一定的比例后会产生耳闷。而耵聍栓塞也不一定产生耳闷，鼓室内新生物会产生耳闷，这是为什么呢？这种情况可能是引起了耳膜的位移，间接引发中耳肌肉张力被动增强所致。如将手指伸入外耳道软骨段贴紧不会有耳闷，但是如果施力往耳膜方向会有闷感，当然按压外耳道皮肤产生了耳胀感。外耳道炎的耳闷感也是这样，炎症持续产生皮肤脱屑混杂渗液形成半固态物质压迫耳膜，间接引起中耳肌肉张力被动增加产生耳闷感，而外耳道霉菌由于可以产生过多的物质覆盖施压鼓膜，所以多以耳闷为主诉。

咽鼓管功能不良或咽鼓管炎，尤其是感冒会有这种耳闷的感觉体验，这种情况应该是中耳压力高于外界压力的体现，而感受这种压力并传递给大脑的感受器最可能位于中耳肌肉和鼓室黏膜内。

梅尼埃病耳闷胀的原因应该是引起了肌肉的张力增加，这也可以解释梅尼埃病的闷胀感可以通过置管或鼓室注射激素缓解。但这种张力增加到底是内耳病变引起的中枢神经系统代偿反应，还是本身疾病合并的这种反应尚无法判断。

一些反复低频听力下降的患者表现为耳闷感，也可以解释为中耳肌肉张力被动增强的结果。

耳膜破裂会有耳闷感，这种耳闷感是外力作用超过中耳肌肉的代偿能力，使肌肉被动压力增强所致。

中耳新生物的生长，耳胀感不明显，类似于外耳道新生物缓慢生长，黏膜适应性延展，感觉不明显，但是长到一定程度，导致中耳肌肉被动性压力增强就会出现耳闷感。堵塞咽鼓管口也会引起中耳压力的变化，在某个时间段产生耳闷感。

某些突发性聋会有耳闷感，而且是早期出现，这个可能是机体对其的代偿反应或受损的血供范围，涉及中耳肌肉的神经或肌肉本身血供造成。

15 高频听力下降的突发性聋真的存在吗

有一小部分高频听力下降是突发性聋的结果和表现，但是临床上绝大多数以耳鸣就诊，做出高频听力下降的听力图，而以突发性聋治疗患者可能是不恰当的，这也是为什么在突发性聋治疗中，高频听力下降治疗困难的原因，可能就在于其本身就不是突发性聋！耳鸣的出现只是在原有的高频听力下降的基础上，合并了一个应激因素的结果。

当然，对于医生来说，确定一个高频听力下降听力图的突发耳鸣患者是否是突发性聋确实存在困难与风险，不治疗担心耽误患者的病情，治疗后结果却让人失望。那么，高频听力下降在什么情况下按照突发性聋治疗比较合适呢？从耳蜗的解剖生理和笔者的临床观察来看，当一个患者以耳鸣就诊，检查是高频听力下降，同时具有下述情况以突发性聋来治疗比较可靠：①单侧高频听力下降，因为双侧对称性听力突降可能性极小，更多见的是老年性聋和噪声性聋；②听力下降不符合典型的噪声性聋，即 4 kHz 切迹为主；

③发生耳鸣时有一过性头晕情况,因为高频听力区距离球囊(主管垂直方向加速度的感知)和椭圆囊(主管水平前后左右加速度的感知)近,缺血或其他损伤时容易同时累积,而一过性头晕更有时间特征。

高频听力下降排除为突发性聋的情况：①耳闷感并不可靠,耳闷感更多见的是咽鼓管问题或中耳肌肉问题,而不代表高频听力下降;②简单询问一下患者是否之前就有在人杂喧闹的地方分辨不清对方讲话的情况,可以初步判断患者之前是否就有高频听力下降,因为高频听力下降会影响在嘈杂环境中的语言分辨率;③耳鸣发生之前是否有熬夜、失眠、情绪不稳定、强噪声接触史。

⑯ 何为"听过耗"？　如何避免

老年患者,一侧耳听力基本正常,另一侧耳是中重度听力损失,老人觉得自己日常交流没啥问题,在安静环境下的言语识别率测试也基本正常,但当选用信噪比为 5 dB 的言语测试材料进行测试时,言语识别率只有 45%。

80 后上班族,双耳平均听力 40 dB HL,每日需要和大量的客户进行言语沟通,主诉是：一天下来,觉得自己被"榨干"了一样,耳朵好累,头好胀。

以上患者很可能面对的是同一个问题,也是近年听力学界的热点问题——由于未进行干预的较轻的听力损失,无法在复杂的聆听环境下,轻易处理言语信息,而需要调用更多的认知资源。因此,在同一时间内,大脑行使认知功能,尤其是言语认知功能,需要更多的能量消耗。国外学者称之为 Listening Effort 或 listening fatigue。前者国内有学者翻译为听努力度或听投入度;后者翻译为听疲劳。为了通俗地描述这一困境,我们暂且两词合并,称之为"听中枢神经系统处理过耗",简称为"听过耗"。

(1) 了解听觉

人类在浩瀚的生物进化中，发展出了精妙复杂的听觉系统。关于听觉系统，有几个重要的事实需要了解。

▷ 耳朵的功能是收集和传递声音。

▷ 大脑听觉中枢神经系统是分析、处理、储存和记忆声音的核心处理器。

▷ 听觉系统的最重要功能是实现人类言语理解及交流。

▷ 大脑皮质对于言语信号的实时处理是复杂的，涉及多个其他中枢功能的整合过程，如视觉中枢神经系统、记忆中枢神经系统、情绪中枢神经系统。

▷ 所有生理功能的实现都是消耗能量的过程，而单位时间氧耗量不是无止境的。

▷ 听觉系统可由于各种原因导致言语信号处理能力下降，其中最常见的原因包括耳朵和听觉传递的外周神经细胞功能下降。

▷ 复杂的聆听状态，如噪声环境、特殊的位置、无法提供视觉补偿、言语信号失真度大等都加重了听觉系统处理难度。

▷ 人类对于言语的学习和使用是终身的。

(2) 听过耗的根源

当各种原因引起听力下降时，通过听觉外周系统所获取的言语信号与听觉中枢内部储存的语言信号出现偏差，导致了理解障碍，如"怕"听成了"差"，"河"听成了"得"。此时，听觉中枢神经系统会与大脑的视觉中枢神经系统、记忆中枢神经系统一起，根据语境等信息纠正偏差，这一过程虽然能提高识别语言信号的准确度，但无疑需要消耗比正常听力者更多的耗氧量。而且，一旦环境复杂，如噪声环境下，大量的言语信号被噪声掩盖，听觉中枢神经系统获得的言语信号更不充分，要调动更多的大脑资源来参与语言信号的理解，识别率下降也同时调动了情绪中枢神经系统的反应，紧张、愤怒一股脑地搅在一起，这种聆听体验的确是让人产生精疲力竭的感觉。

（3） 预后与转归

听过耗作为听力损失，听觉功能处理障碍的早期表现，其转归因人而异，因是否进行科学的听力康复而异，也因听力康复的早晚而异。部分通过调整聆听习惯即可改善，而更多情况则需要进行听力辅助设备干预，其核心为保护听觉中枢神经系统功能尽量不受损。现代脑科学和听力学发展，将"听过耗"现象作为研究热点，目的也在于早发现早干预，并且已经提供了一些研究的方法证明听过耗的存在，如功能性磁共振、皮温测试、瞳孔大小测试以及各类的调查问卷都显示出，存在听力障碍者听过耗明显高于正常听力者。

（4） 康复

一旦发现自己存在听过耗，影响交流质量的情况，应引起重视。对于存在听过耗的人群，我们给出的初步建议是：①保护听力，避免各种损伤听觉系统的行为，如长期使用耳机、长期高强度紧张工作、长期熬夜；②利用听觉系统的终身学习能力，进行听力康复，如针对常错词汇的反复聆听训练；③选择正确的聆听状态，如姿势和位置的调整、光源的调整；④进行听力检查和各项听阈上功能测试；⑤调整心态，尽量用放松的方式聆听，如呼吸练习；⑥咨询听力专业人士。

17 什么是声震损伤？ 如何防止声震损伤

声震损伤这个名词，大家知道的不多，简称声震。顾名思义是强声震动造成的耳朵损伤，确切定义是指暴露于无法预知突发强声引发的特有的神经生理和精神症状，这些症状包括耳痛、耳鸣、听觉过敏、恐声、眩晕以及不常见的耳周麻木感和烧灼感等，情绪反应包括创伤反应、焦虑或抑郁。这些症状几乎都是患者自己的感觉。

那些在话务中心的接线员、电话投诉中心的服务人员以及长时间"煲电话粥"的人容易产生声震损伤。前面两者除了长时间接听电话外，往往会有情绪激动的顾客突然提高声音，从而导致损伤。

而长时间打电话，声音距离耳膜很近，这样耳朵的保护反射往往来不及发挥作用，长时间刺激会引起损伤。

声震损伤发生后的起始症状表现为严重者伴有头颈部摆动的惊跳反应，极端情况下病例会倒地，有的会有耳、颈或手臂疼痛，有的会有耳鸣、听觉过敏、耳内的烧灼感、麻木感、刺痛感和胀满感，有的有眩晕、恶心，也可能有休克反应如颤抖、痛哭、迷失方向、头痛、疲劳等。当然这些症状并不具有特异性，许多其他疾病也可能有这些症状，所以，需要医生认真仔细询问病史，结合检查结果来详加判断。

声震损伤由于没有明确的客观指标，往往被忽视，还没有引起大家的足够重视。国外的研究显示，16 000 名话务中心接线员 5 年中，有 103 例声震损伤发生，发生率＜1%，其中女性 91 例，男性 12 例，这与话务人员以女性多见有关，95% 有疼痛。

声震损伤多数情况下比较轻微，症状在几个小时或几天内消失，也有持续数月或更长时间的。如果持续存在则称为声震疾病。

那么如何防止声震损伤呢？或者说什么样的声音可能引起声震损伤？一般来说，传到耳膜的声音强度在 82～110 dB SPL 的声音，频率范围在 2.3～3.4 kHz，并且在 20 ms 内声音达到最强，持续时间不定。凡是符合这些特点的声音，比较容易引起声震损伤，大家对于这些声音需要进行预防，避免接触。

声震损伤的预防，首先注意避免无预见性强声刺激，如果考虑可能出现这种情况，建议不用耳机或话筒接听，外放会大大降低发生声震损伤的机会。另外，不能在极度疲劳的状态下长时间接电话。

声震损伤的治疗，首先患者应该从心理上放松，不要过度紧张，这种损伤一般没有实质性的伤害，其次让患者处于富声环境，就是不要在安静的环境下待，尽可能处于柔和舒缓的背景音乐环境，让耳朵处于放松状态，切记耳朵的放松状态不是完全静音的状态。最后，针对不同的症状给予对应的药物治疗。

⑱ 饮酒对耳鸣有影响吗

　　饮酒对耳鸣的影响到底如何，目前尚没有定论。有研究显示饮酒对耳鸣的影响，22％加重，62％没有影响，16％对耳鸣有改善。有研究提示，听觉神经系统过多的自发性放电和听觉皮质频率分布地图的变化是耳鸣的神经生物学基础。调查显示 1/5 耳鸣患者的耳鸣受情绪影响，提示耳鸣和情绪两种神经网络存在联系。尤为有趣的是，与耳鸣压力相关的脑区同时也与酒精摄入后的反应有关。

　　为了明确饮酒对耳鸣的影响，有人做了一个小样本的研究，对 5 名通过饮酒来降低耳鸣影响的耳鸣患者与 5 名不通过饮酒来应对耳鸣的耳鸣患者，进行脑电图测试比较分析，结果饮酒前没有发现两组存在明显差异，饮酒后有关压力和情绪脑区的脑电图显示饮酒组的耳鸣压力和情绪反应降低，但是与耳鸣相关脑区的脑电图并没有发生变化。因此，结论是饮酒只是暂时降低了耳鸣患者对耳鸣的关注度而已。本实验并没有对饮酒进行长期效果研究，考虑到饮酒对耳鸣相关脑区并没有作用，而过度饮酒可能伴随许多不良情况，不建议用饮酒的方式来暂时降低对耳鸣的关注度。

⑲ 耳鸣是否会引起失眠、引起自杀

　　耳鸣作为一个让人迷惑、让人琢磨不透的只有自己能够体验的症状，成为诸多人体不适的替罪羊。

　　耳鸣作为一个个体感知到的症状，其存在的物质基础是大脑的神经元之间的连接和工作方式，是大脑的异常功能连接和脑放电异常，而这种异常与意识结合才能形成个体感知到的耳鸣。耳鸣本身不会对人体组织产生物理性影响，如引起听力下降（毛细胞受损，神经元受损）、肌肉损伤、血管阻塞、形成肿块等。作为一个症状其本身也不会引起疼痛、麻木、眩晕，而这些症状往往发生在耳鸣出现后，而被误以为是耳鸣导致的。

失眠是困扰很多人的问题，往往与耳鸣相伴，耳鸣到底是因还是果，还是两者是一个疾病状态的合并表现（一种疾病往往同时有多个症状）。从目前对耳鸣患者和失眠患者的分析，结合失眠和耳鸣的机制研究，有不同的答案。一是两者不相关，但相互恶化；二是有关联，属于机体一种状态的多种表现，可能出现有前后，互相恶化；三是耳鸣被严重情绪化，间接引起失眠，互相恶化；四是失眠引起耳鸣，互相恶化。如此可以看出，不论何种情形，治疗都应该针对耳鸣和失眠同时进行，缺一不可，任何只针对其一进行治疗，而忽视其他方面的方案都会失败。

有报道认为耳鸣严重了会导致自杀，但笔者目前接诊的 10 000 多例耳鸣患者中已知自杀 1 例，自杀未遂 3 例，自杀倾向 6 例。对这些案例的仔细分析发现，其实耳鸣都是被当作了替罪羊，因为这些患者基本都有明确的抑郁症病史。而耳鸣作为一个物理现象的声音，而且并不是清晰动听、悦人耳目的声音，无时无刻不在干扰着患者的思维，被当作根源也就可以理解了。耳鸣最大的问题在于让患者倾注了所有的注意力，而人注意力集中是耗能的过程，短时间提高注意力还可以，长期注意力集中就很困难，这种对注意力过度的消耗，使得患者无法专注做别的事情，从而控制能力和工作能力下降。所以，耳鸣的治疗，减少患者对耳鸣的关注是极为重要的。有抑郁症合并耳鸣者，减少患者安静环境独处尤为重要，声音的治疗作用就突显出来。当然适当药物控制抑郁症也是极为重要的，两个方面都需要同时处理。

20　耳外伤会引起哪些问题

耳朵看似简单的一个人体器官，但耳损伤修复的概率极低（目前最好的解决方案是替代部分功能，如人工耳蜗，是替代毛细胞的功能），所以预防损伤对于耳朵来说非常重要。

　　耳朵的外伤包括一般组织的常规损伤和耳朵作为感知声音信号转换器的损伤。前者比较明显,而后者往往开始时被忽视,到出现问题时又难以解决。

　　耳朵的精细之处在于结构精细(即使最精细的手表也不能望其项背)和结构复杂。首先,结构的精细体现在声音从空气传播形式(耳膜、三块听小骨和咽鼓管的协调作用)转化为内耳液体传播形式以及液体传播形式转化为(包括耳蜗内的液体结构包绕着毛细胞和神经元的机-电转换功能)生物电信号。影响这些结构的因素,理论上都会对声音的转换造成影响。当然这些结构是有一定的功能冗余和自身修复能力,一旦超过界限,就会影响功能,引起对声音感知的异常,包括听不清、听不见、听声音异常、耳鸣。第二是功能的复杂,是指耳朵为了适应不同声音环境,达到最佳听觉效果而设置的反馈机制(包括中耳肌肉的反馈调节、毛细胞神经元连接的反馈调节、耳周躯体感知与听觉感知的连接)如人在高度紧张时对声音特别敏感,听到强声自动转头趋势。这些功能受到损伤多数不影响正常的声音感知,但有些人可能会出现听声不适、耳鸣、耳痛等症状。出现这些情况初期机体的反应是应激状态,但情况一旦处于稳定的状态,一段时间后机体就会适应这个状态,从而逐渐消除影响。

　　这些都说明耳外伤后会引起多么复杂的情况。一旦出现,多数情况靠机体自己恢复。从外向内来看,耳郭和外耳道主要是外伤,由于不存在精细的大脑反馈机制,疼痛结束,影响基本结束,当然外观的严重损伤后期会因为社会活动的不便而从认知层面产生深远的影响。耳膜破裂,产生这种破坏力的因素多数具有强声和强压力特点(而这些特点刚好是声音传入内耳所借助的,因此其引起的损伤是从外到里的,类似于人民内部敌人造成的破坏,防不胜防),必然会干扰中耳结构和引起内耳毛细胞受损,同时中耳封闭结构暴露于外,这些都会是引起耳鸣的原因,但是损伤程度不大的情况下(需要听力检查明确损伤程度),只需要先护理观察,等待耳膜愈合,从而相应症状消失,当然时间比较长,需要 2 周～3 个月,可以采用舒缓的音乐以减少对耳鸣的关注和记忆，降低耳鸣对人的影响。如果损伤严重（非耳膜穿孔本身引起的听力下降，也可称为迷路震荡），按照突发性聋治疗，听力下降要及时处理，否则恢复困难，后期可能是耳鸣慢性化的一个主要因素。如果耳膜不能自愈（耳鸣可能持续），需要手术修补，手术修补后，多数耳鸣改善或消失。多数耳膜损伤只涉及耳膜本身，其余损伤多数可逆，当然引起耳膜损伤多见的是扇耳光，这个动作是人与人之间关系恶化的结果，自然会伴有情绪方面的因素，所以有时尽管耳膜本身修复良好，也可能有无法解释的不适感。耳膜损伤严重会伴有听骨链移位或过度扰动，则需要手术调整或更换人工听骨。听骨链的扰动会引起中耳肌肉损伤则需要自身慢慢恢复。最新研究显示听骨链的扰动，中耳肌肉的损伤会被大脑特殊区域理解为持续的运动状态，从而产生声音感知的幻觉，也就是耳鸣。而根据研究在恢复过程中会存在较长时间的微调。主要是镫骨肌反射，鼓膜张肌反射，支配耳周以及中耳感觉的三叉神经与耳蜗神经之间的中枢神经系统连接，由于损伤引起异常产生的听声不适、疼痛、闷胀、耳鸣等症状，这些症状的缓解多数依靠机体自身的恢复机制来完成，但也存在恢复不良，需要启用代偿措施，正如切口愈合不佳，需要瘢痕组织替代一样，这种情况就需要人体慢慢适应，在这个漫长过程中，耳鸣对人的困扰可能是主要的问题，在无法立刻消除耳鸣的情况下，采用合适的手段让大脑不去关注、记忆耳鸣，减少不良情绪，保证睡眠，采用药物和音乐治疗。

　　剧烈的损伤还会直接影响内耳毛细胞，引起听力下降和眩晕。急性听力下降，需要药物治疗，争取受损的细胞能够保持生命力，恢复功能。治疗时间很关键，最佳治疗时间 2 周以内，当然 3 个月内都有治疗希望。后期的听力下降干预措施（听力无法满足生活需要或需要解决听力下降引起的耳鸣问题时）就是依靠人工助听设备来完成（包括助听器、人工中耳、人工耳蜗）。后期稳定的听力下降，根据最新的研究假设，会激发大脑的主动反应，因为大脑要适应目前的听力下降情况，之前中枢神经系统和耳蜗的各个细胞负责的传入信息是一对一对应的,少了一些传入后,缺少传入信息的那部分脑细胞会自发的加强活动,从而产生耳鸣。

珍爱耳朵,从合理作息、合理饮食、避免噪声做起,不要人为干预耳朵,以及想当然地进行所谓的营养预防和治疗。

㉑ 什么是神经性耳聋? 什么是感音性耳聋? 什么是传导性耳聋

耳聋或听力下降通俗地讲就是以前正常的听别人讲话,现在听起来有些困难、听不清了。听力下降根据疾病影响听力系统的不同部位分为传导性耳聋、感音性耳聋和神经性耳聋。

外耳道、耳膜、听骨链这一段受到影响会引起传导性耳聋,包括出生外耳道闭锁、耳屎堵住外耳道、耳膜穿孔、听骨链受损、分泌性中耳炎、耳硬化症等,这些耳聋有的可以随着疾病好转自己缓解,有的可以通过手术或非手术手段改善耳聋。

感音性耳聋是指耳蜗受到损伤,因为耳蜗是将声音信号转化为神经电信号的转化器,所以会引起耳聋,此时听神经是正常的,这种耳聋包括老年性聋、药物性聋、噪声性聋、梅尼埃病、特发性突聋、先天性内耳畸形(前庭导水管扩大综合征)等。这些耳聋可以通过积极的治疗或通过助听器、人工耳蜗等方式提高听力。

神经性耳聋是指听神经至听觉中枢神经系统受损引起的耳聋,比如听神经瘤、听神经病等。大部分也可以通过治疗改善,但是治疗难度增加。这部分患者只是占耳聋的很小一部分。

由于感音性耳聋和神经性耳聋有时不好区别,也就出现了感音神经性耳聋的概念。

㉒ "久鸣必聋"吗

很多耳鸣患者对耳鸣的认知是"久鸣必聋",而且非常的恐惧。

这句话理论上的来源是《杂病源流犀烛》"耳鸣者，聋之渐也"，正确的理解应该是耳鸣时间久了，可能出现听不清别人讲话，也就是言语频率段的耳聋，但并不代表耳鸣开始时，没有耳聋。鸣为聋之始，这句话放到现在也是对的，耳聋往往在人没有感觉时，先表现为耳鸣。在古代，耳聋就是语言频率范围的听力下降，而现代由于有听力测试设备，可以测试非语言频率的听力下降，我们发现很多耳鸣患者其实已经有了非语言频率的听力下降，只是患者自己没有注意到而已，也就是说耳鸣是与耳聋几乎同时存在的，只不过耳聋不一定是语言频率范围的听力下降，患者不一定感知到而已。

　　耳鸣只是一个症状，大多数是伴随着耳聋出现，作为一个症状其并不会引起耳聋，其只是耳聋的一个信号而已，所以认为耳鸣引起耳聋是极为错误的，更不存在久鸣必聋的因果关系。由于耳鸣的原因很多，耳聋多数伴随着耳鸣，但耳鸣不一定存在耳聋。久鸣与耳聋没有必然联系，但是耳鸣确实提示可能存在耳聋，因此出现耳鸣定期检查一下听力还是有必要的，但是没有必要过分担心。

23　有"神经性耳鸣"这个诊断吗

　　不知道从什么时候开始，大家似乎对"神经性耳鸣"特别恐惧与无助。但实际上，查阅国内外文献和书籍，你会发现目前在专业书籍中已经没有"神经性耳鸣"这个专业术语。耳鸣是一种声音，只有大脑听觉中枢神经系统才能够处理的声音现象，按照这个角度来分析所有的耳鸣都应该和神经系统有关系，也就是说所有的耳鸣可以称为"神经性耳鸣"。这显然和一个症状的命名是相抵触的，"耳鸣"这两个字就足够了。耳鸣是一个症状，不是一种疾病，有了耳鸣只能说某种机体的病态状况影响了听觉系统，患者和医生要做的是寻找可能存在的发病原因，不存在"神经性耳鸣"的诊断。医生多数情况做出"神经性耳鸣"的诊断是一种无法找到耳鸣原因的无奈，并不代表医生认为是不可以治疗的顽症。

㉔　耳鸣患者处于什么样的心理状态

　　临床上经过仔细聆听和分析耳鸣患者的自诉,往往会发现患者诉说了许多正常情况下我们不太会注意的现象,如堵耳有声音、吞咽有响声并且两边不一样、张口耳朵有声音、按压耳朵某个部位疼痛等,为什么会出现这种情况? 从目前的认知来看,耳鸣患者处于一种较高的警觉状态,对细微现象的关注增加,这种警觉状态在人类的适应环境中应该有助于发现危险,提高生存率。但现在由于大多数情况,大部分人已经很少有机会处于这种状态,所以当周围环境不需要警觉状态,而患者处于警觉状态时,就会将关注集中到自己的身体。这可能就是耳鸣患者出现这些主诉的原因。

　　这种状态如果不能及时获得合理的心理疏导,患者会进一步向强迫关注发展,而这种状态就促使耳鸣这种声音现象被大脑过度的关注,越关注,越持续存在。本来是一过性的,过一段时间会消失的耳鸣,也会因为这种不恰当的警觉转为慢性。在其发生之初,如果合理的运用一些方式降低警觉,转移关注,多数不会向慢性转化,这段时间应该是处置耳鸣的黄金时期。很多人会因为不在乎或无暇顾及耳鸣,无意中采取了恰当的方法而顺利度过。但也有部分人容易保持警觉状态(这种特征在危险环境是优势,容易在恶劣环境下生存下来),又没有合理的采取措施降低警觉,使大脑在高度警觉状态下,对耳鸣过度关注,互相影响,很快因为自身认知和对某些信息的错误解读而加入了情绪反应,耳鸣开始影响工作学习。

　　对于耳鸣处置的黄金时期,医生需要向患者提供耳朵解剖生理知识,和患者探讨目前出现现象的合理性,运用合理的检查手段减轻患者的顾虑,纠正患者对信息的错误解读,适当的药物改善睡眠和情绪,运用合理的音乐和任务转移患者对耳鸣的关注,使患者自己度过警觉期。此时医者切不可夸大病情,至少应以安慰为主。

㉕ 耳鸣患者有哪些困惑？ 抉择方向是什么

如果一个耳鸣患者经过无数次的寻医问诊还在被耳鸣困扰，多数情况下是患者本身对任何治疗都难以坚持，对道听途说极为信赖，从另一个方面也反映了患者的心态，说明情绪问题占据了主要地位。在这种情况下，对于耳鸣这个需要缓慢长期管理的问题来说，就很困难了。之所以出现这种情况，既有患者本身的状态原因，也有信息量大的原因，对于海量的信息，人都是按照自己的内心取向来获取其中的一部分，对于耳鸣患者来说无疑裹着糖衣的不实信息很容易被其接受，比如什么根治啦、彻底治愈啦、立竿见影啦等夸大不实的宣传信息。

对于耳鸣患者来说，不同的病因确实有某些药物有效果，药物只能解决耳鸣伴随的失眠和情绪问题或引起耳鸣的疾病，而不是直接针对耳鸣。目前并不存在针对耳鸣的药物，所以大家不应该无休止的寻求药物来解决耳鸣。

对于慢性耳鸣，积极地调整生活状态，使用物理治疗来减轻对耳鸣的关注，长期管理耳鸣使其不影响患者的生活质量，是目前最能够让患者回归正常生活的耳鸣治疗方案。

耳鸣的发生率极高，而最终经过合理处置受其影响的很少，正确认识耳鸣很重要。

诊疗篇

① 如何知道有没有耳聋、耳聋有多严重、原因是什么——必不可缺的纯音测听

用标准听力计做纯音测听（pure tone audiometry，PTA）是公认能准确反映听敏度（通俗说听力）的检查方法，是听力检查中最基本最重要的检查，以前也称为"电测听"。

听力差的基本表现就是听不到较小的声音甚至听不见声音，我们将能听到的最轻的声音强度定义为听阈（hearing threshold）。PTA 就是用标准听力计依次给测试者听不同频率声音（类似不同颜色有不同波长，不同声音有不同频率），测试者通过举手或者按键等方式告知，直到听不到声音，得到相应频率声音的听阈。可以有 2 种听阈：用耳机发送声音测试称气导测听法，声音通过空气传入，得到气导听阈；用骨振器发送声音测试称骨导测听法，声音通过颅骨振动直接刺激内耳，得到骨导听阈。如果用扬声器发出声音测试就是声场听阈，佩戴助听器后的测试用的就是这种测试方法。

测试后得到的检查结果就是听力图（图 9）。听力图中横坐标是测试声音的不同频率，一般包括 125 Hz、250 Hz、500 Hz、1 000 Hz、2 000 Hz、4 000 Hz、8 000 Hz 七个频率点。纵坐标显示测试声音的响度，以分贝（dB）为单位，数值越大，声音越响。听力图（图 9，图 10）中的两条线表示的是给予不同频率的测试声后，患者能听到声音的最小分贝数，上面的是骨导听阈，反映测试者耳蜗及以上的听功能；下面的是气导听阈，反映测试者在各个频率所能感知到声音的最小阈值—听敏度。

听力图可以告诉我们有没有耳聋，耳聋有多严重，耳聋的原因。

（1）有没有耳聋，耳聋有多严重（提示听力是否正常及听力下降程度）

当所有点（所有频率）听阈都＜25 dB HL 时则为听力正常。而平均值[一般包括 3 个语言频率（500 Hz、1 000 Hz、2 000 Hz），有时再加 4 000 Hz 这个频率]在 26～40 dB HL 为轻度聋，41～60 dB HL

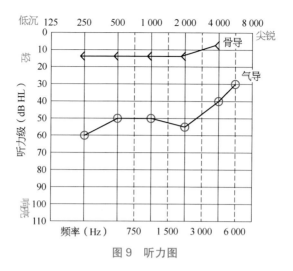

图 9 听力图

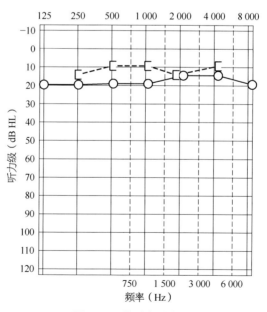

图 10 正常听力听力图

WHO听力减退分级　WHO:0.5k/1k/2k/4k

分级	0.5 kHz、1 kHz、2 kHz 和4 kHz听阈平均值（较好耳对应听力测验ISO值）	表现	推荐
0	25 dB或更小	没有或有很轻的听力问题，可听耳语声	
1（轻度）	26~40 dB	可听到和重复1 m处的正常语声	咨询，可能需用助听器
2（中度）	41~60 dB	可听到和重复1 m处提高了的语声	通常推荐用助听器
3（重度）	61~80 dB	当叫喊时，可听到某些词	需用助听器，如不可能应教唇读和手势
4（极重度）包括聋	81 dB或更大	不能听到和听懂叫喊声	助听器可能有助于听到话语，可以考虑人工耳蜗

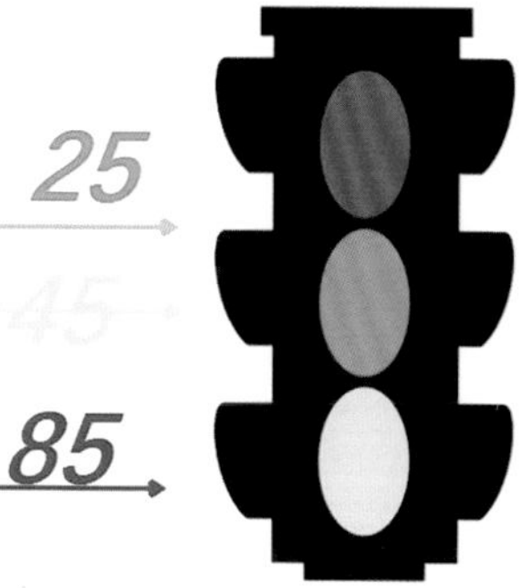

图 11　听力减退分级

为中度聋,61~80 dB HL 为重度聋,>81 dB HL 则是极重度聋(图 11)。

(2) 听力下降的原因

▶传导性聋：耳硬化症患者的听力图见图 12，上面一条线为骨导(提示内耳及听神经的功能,可简单理解为潜能)除了 2 kHz 典型的耳硬化症卡哈切迹外,患者内耳感知声音的能力基本正常;下面一条线为气导(提示从外耳到听觉中枢整个听觉传导通路的能力,可简单理解为目前实际能力),患者为 45 dB 左右,因为声音传递出了问题,显示中度听力障碍。像这样有明显的气骨导差(>30 dB)的是传导性聋,可以通过手术使气导向骨导接近,达到恢复听力的目的。常见的病因有中耳炎、外耳道闭锁、耳硬化症、听骨链先天畸形等。

▶感音性聋：当气骨导同时下降时,提示为感音神经性聋,可能是内耳功能或听神经受损,常见的如老年性聋(图 13)、突发性聋(图 14)、噪声性聋(图 15)等。

▶混合性聋：当气导下降骨导也有下降,又有一定的气骨导差时,提示为混合性聋,传音功能及感音功能均有损伤。常见有中耳炎反复发作影响到内耳、耳蜗型耳硬化症等。

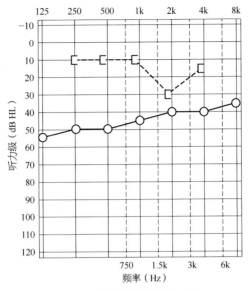

图 12 传导性聋(耳硬化症)

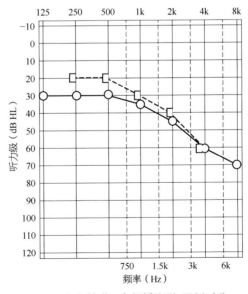

图 13 老年性聋：高频缓降型,双侧对称

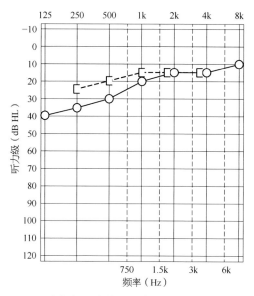

图 14　右低频感音神经性聋（低频型突发性聋）

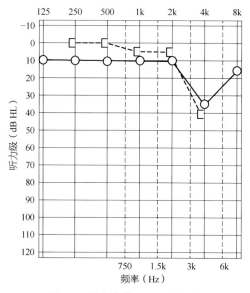

图 15　噪声性聋,4 kHz 有切迹

不过，PTA 是一种主观测试，结果会受到受试者的理解能力、反应能力及受试动机等非听觉因素的影响，因此 PTA 的检查结果需要有经验的听力师或临床医生进行解读，必要时还可进行其他的相关检查如听性脑干电位等加以明确和鉴别。

（3）小结

► 何时去查 PTA

- 感觉听力下降时
- 是中耳炎需要抗炎治疗，还是感音神经性听力下降
- 突然发现耳鸣持续不停时（有突发性聋可能）
- 孩子或者老人经常答非所问时
- 配助听器及人工耳蜗植入前
- 中耳炎考虑是否要手术前

► PTA 能发现什么

- 听力是否正常
- 如果听力下降，下降的程度
- 如果听力下降，下降的可能原因
- 配助听器是否有帮助，是否需要人工耳蜗植入
- 中耳炎手术是否有可能提高听力

② 如何知道中耳、外耳基本没有问题——强大的声导抗

声导抗是判断耳部疾病主要手段之一，可以了解中耳的生理或病理状况，初步客观判断是哪种类型的耳聋，如是不是精神性聋（有没有真的听力下降）、是不是伪聋（这是另一种假的听力下降，经常出现在外伤后工伤鉴定中），又如听力下降的原因是感音神经性聋还是传导性聋（这决定了完全不同的治疗方法）。

（1）什么是声导抗测试

声导抗测试是客观测试中耳的声导纳和声阻抗（声波通过媒质

及被阻不能通过媒质)以了解中耳传音系统功能状态的检查,又被称作中耳分析仪(图16),也可以部分反映脑干听觉通路功能。

　　常用于对中耳炎症、咽鼓管功能及镫骨肌反射的测试及诊断。

　　(2)　声导抗测试方法及完整测试

　　包括如下步骤:

　　▶测试前准备:声导抗测试是一种客观测试,检查前应嘱咐患者,测试过程中不要说话、不要做咳嗽与吞咽等动作。对于成人告知测试时耳道将被耳塞塞住,并有一些压力改变的感觉。

　　▶测试者准备:电耳镜检查外耳道,防止有耵聍堵塞耳塞头,或过多的耵聍阻挡探测音的传入;防止有流脓或者水分或者血液被负压吸进管道;同时也要检查外耳道的大小和走行方向,以选择合适的耳塞来快速、准确密封外耳道。对外耳道进行密封是做声导抗测试的前提。

　　▶测试方法:测试者一般头戴类似耳机的测试仪器,测试耳外耳道内塞入装有合适耳塞的探头,对侧耳戴着耳机。探测音:常用 226 Hz 探测音,还可以选用其他频率探测音如 1 000 Hz 或者宽频探测音,由探头给声。探头:接 3 个管子,管 3 个功能(①给声,给探测音;②拾声,拾声耳道内的声能;③变压,接气泵改变耳道压力的气压)。耳机:负责镫骨肌声反射测试时的对侧给声。

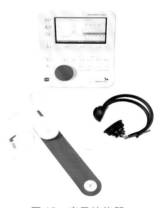

图 16　声导抗仪器

　　▶测试类型:常用的有 2 种。①第 1 种是导抗图(鼓室图)测试:连续逐渐调节外耳道气压,正压到负压,耳膜相应的连续移动产生的声顺动态变化,以压力声顺函数曲线形式记录下来,称之为"导抗图"。通过对耳膜外侧声能传递过程变化的测量,了解中耳功能状态。可以得到各种类型的鼓室图,以及静态声顺值、外耳道容积等数据。②第2种是镫骨肌声反射：当人耳受到足够大强度的声音刺激时，双侧镫骨肌反射性收缩，此时中耳声导抗发生变化，在平衡计上显示并可画出曲线，是一种强声自我保护性反射。测试耳置放探头可以同侧给声并观察声导抗的变化，对侧耳给声时测试对侧耳给声时镫骨肌反射。

（3）如何看鼓室图（图17）

鼓室图的横坐标为外耳道压力（单位为 daPa，外耳道压力−400～200 daPa），纵坐标为声导抗（临床上常以容积替代表示，单位为 mL）。目前临床上不同鼓室曲线图的分型是指采用 226 Hz 探

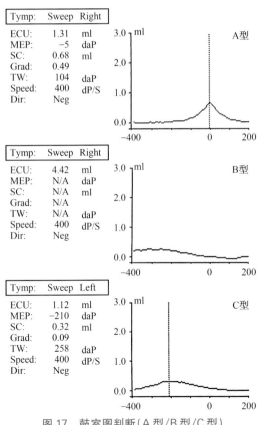

图17　鼓室图判断（A型/B型/C型）

测音,按照 Liden-Jerger 的分型标准,根据鼓室图的峰压位置、幅度及整体的形态分为以下三型:

▶ A 型(山峰型):峰值出现在峰压(如图自上而下第 2 个数值 MEP)0 左右(−100～100 daPa,),提示耳膜内外气体压力平衡,高度 0.3～1.7 mL,是正常鼓室图,见于正常人、部分耳硬化症。

▶ C 型(偏峰型):峰压偏至−100 daPa 之前,提示鼓室内负压,耳膜可能被大气压压向内侧,高度 0.3～1.7 mL,多见于咽鼓管功能障碍、轻度分泌性中耳炎。

▶ B 型(山坡型):无明显峰值(没有数值显示),高度低于 0.3 mL,多见于鼓室积液、慢性中耳炎、耵聍栓塞。

(4) 什么是外耳道容积(ECV),如何看这个 ECV

声导抗测试结果除了提供图形,还可以提供数值,除上述峰压和峰值外,第 1 个数值就是外耳道容积(ECV)。临床医师或听力检测人员可以通过外耳道容积的大小判断结果的准确性,还可以进一步分析可能的中耳病变。

正常值:成年人外耳道容积正常值为 1.0～1.5 mL,儿童外耳道体积正常值为 0.7～1.0 mL。

当耳膜穿孔时,因外耳道与鼓室及乳突成为一个整体,所以外耳道体积可以明显增大,达到 3～7 mL;但是当中耳腔内充满液体、炎症、胆脂瘤或由慢性中耳疾病导致的乳突气房消失时,尽管同样是耳膜穿孔,但耳道容积值可以仍在正常值范围内;分泌性中耳炎耳膜置管后,当耳膜通气管通畅时,此时类似耳膜穿孔,声导抗测试的外耳道容积常超出 2.0 mL;不过当通气管被外耳道内异物或耵聍堵塞时,此时测试的外耳道容积可以仍在正常范围内,类似中耳炎症改变。

此外外耳道耵聍栓塞时,外耳道容积明显变小,可以仅为 0.3～0.5 mL。

声导抗测试中,如测试时探头与外耳道壁相贴,可导致测试结果呈"B"型曲线甚至是一条直线,此时容易与分泌性中耳炎或慢性化脓性中耳炎并耳膜穿孔的鼓室图相混淆。

（5）镫骨肌声反射

镫骨肌声反射指当人耳受到足够大强度的声音刺激时，双侧镫骨肌反射性收缩，镫骨后倾，镫骨足板离开前庭窗，以保护内耳，避免其受损伤。它是一种强声自我保护性反射。此时中耳声导抗发生变化，在平衡计上显示并可画出曲线。

镫骨肌声反射能够引出有 2 个前提：①大脑判断是强声，也就是说测试者一般可以听到 25 dB HL 的声音，在听到 85 dB HL 时会觉得太响，而出现了镫骨肌声反射。声反射阈（acoustic reflex threshold，ART）指的是能引起镫骨肌声反射，声导抗变化的最小声刺激强度，也就是指能引起镫骨肌收缩的最小刺激声强度，一般比纯音听阈高 60 dB。出现镫骨肌反射，表示大脑判断是强声，此时听阈在 35 dB HL（声反射阈值 95 减去 60 的差值）左右。②面神经和中耳腔基本正常，双侧镫骨肌收缩，并使出现导抗的变化传至外耳道内的探头。临床上如果测试者双耳同侧对侧声反射均可以引出时，是不可能存在鼓室积液或者患有慢性中耳炎的。

（6）注意事项

最后因为声导抗强大同时提供了太多信息，造成许多信息之间需要互相确定，有时需要进一步分析获取，因此，临床上耳鼻喉科医师及听力师仍需综合病史、体格检查及其他各项辅助检查进行耳部疾病的综合诊断和评估，从而做出正确的诊断和治疗。

（7）小结

何时去查声导抗

- 耳闷，尤其是耳闷伴听力下降时
- 全面了解中耳功能，判断有无中耳炎
- 帮助判断耳膜穿孔是否愈合，比如耳膜置管后
- 了解咽鼓管是否阻塞时
- 了解分泌性中耳炎是否好转时

- 初步判断伪聋或者精神性聋
- 初步判断听神经病
- 初步判断耳硬化症

声导抗可以知道什么

- 鼓室是否有积液
- 咽鼓管是否解剖通畅
- 耳膜是否穿孔
- 如果镫骨肌反射完全正常，基本不考虑中重度耳聋
- 如果镫骨肌反射完全正常，基本不考虑听神经病
- 如果镫骨肌反射完全正常，基本不考虑耳硬化症

③ 宝宝刚出生时做的听力检查是什么——耳声发射

新生儿听力筛查时（也就是出生后 3 天左右在出院前的听力检查），几乎都会有耳声发射这个项目，这几乎是所有新生儿进行的第一项病房内的检查，可称作听筛宝器。

（1）什么是耳声发射

耳声发射（otoacoustic emissions，OAE）是一种产生于耳蜗、经听骨链及耳膜传导释放入外耳道的音频能量。要注意三点：首先能量产生于耳蜗，多数来自毛细胞；其次经听骨链及耳膜传导释放入外耳道的音频能量；耳声发射可以诱发或自发产生。所以耳声发射反映耳蜗外毛细胞的功能状态，也可以观察蜗后结构及听觉中枢的生理活动。但是前提条件是外耳道和中耳结构正常。如果出生后第一次筛查没有通过，不要太着急，有可能外耳道的羊水或者胎脂影响了信号的传递。

（2）耳声发射类型

耳声发射分为自发性耳声发射（耳蜗没有任何外界刺激的情况下持续向外发射机械能量，在外耳道记录到声信号）和诱发性耳声发射。

诱发性耳声发射主要有瞬态声耳声发射（transient otoacoustic emissions，TEOAE）：耳蜗受到短声或短音刺激，经潜伏期，在外耳道可以记录到类似刺激声的声信号。这就是听力筛选时采用的检查，1～2 分钟可以得到检查结果。畸变产物耳声发射（distortion product otoacoustic emissions，DPOAE）：受到 2 个具有一定频比关系纯音的刺激，由于主动机制非线性调制的作用，释放的声频能量出现在与之前 2 个频率相关的畸变频率上被记录下来。这是临床听力常用的检查之一，10 分钟左右可以得到检查结果。

此外还有刺激频率耳声发射（stimulus frequency Otoacoustic Emissions，SPOAE）用连续纯音刺激，电诱发耳声发射（electrically evoked Otoacoustic Emissions，EEOAE）用交流电刺激。

（3）耳声发射怎么测试

耳声发射是一种客观测试，检查在隔音室内进行，测试者测试过程中不能说话，不能做咳嗽、吞咽或者转头等动作，婴幼儿可以在睡眠状态下进行测试。测试耳置放探头，给声并记录外耳道内耳声发射的声信号。

（4）如何看耳声发射报告

▶ 瞬态声耳声发射：美国婴幼儿听力联合委员会在 2000 年形势报告中，推荐首先采用瞬态声耳声发射作为新生儿听力普遍筛查的方法，因为快速、简便、无创、灵敏和易操作。测试结果为：通过（pass）表示正常；不通过表示需要进一步检查。

▶ 畸变产物耳声发射：是临床上应用最广的耳声发射，有频率特征，可以应用于噪声性聋、老年性聋、药物性聋等感音性聋的诊断和检测以及听神经病的诊断和耳鸣的病因判断等。

如图 18，横坐标为不同频率，纵坐标为释放入外耳道的音频能量的分贝值。图形中上面的各点连线为耳蜗释放入外耳道的音频能量的分贝值（s：signal），下面的折线为本底噪声（n：noise），s-n＞6 时认为是基本正常的。同时如果各点（s 信号音）在灰色的正常值

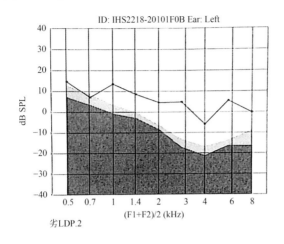

Date: 一月 15, 2010, 5:22:25 PM
Ear: Left   Frqs: 9   File: D:\...\IHS2218-2010\劣LDP.2

| Frequencies: (Hz) | | | Swps | Amplitudes: (dB SPL) | | | | | | |
F1	F2	Fdp		L1	L2	A1	A2	DP	Ns	SNR
455	553	357	16	65	55	65	54	15	7	8
641	783	499	32	65	55	65	55	7	3	4
905	1105	704	16	65	55	64	54	13	-1	14
1281	1560	1003	16	65	55	65	54	9	-3	12
1810	2211	1409	16	65	55	65	55	5	-9	13
2563	3125	2000	16	65	55	64	56	5	-17	22
3619	4416	2822	16	65	55	65	56	-6	-21	15
5120	6250	3991	16	65	55	65	54	5	-16	22
7243	8837	5649	16	65	55	65	55	-0	-16	16

图 18　DPOAE 报告

区域,也认为是正常的。

（5）注意事项

耳声发射是一个重要的临床听力检查方法,可以了解耳蜗,尤其是耳蜗外毛细胞的功能,但是由于检查耳声发射受外耳、中耳的影响,也受耳塞或者受试者状态(本底噪声大小)影响,有一定的假阳性率。临床应用有一定的局限性,不能用耳声发射检查替代其他的听力检查方法。

（6）小结

何时需要做耳声发射

● 宝宝刚出生

- 听神经病诊断
- 人工耳蜗植入前帮助判断是否有听神经病可能
- 初步判断噪声性聋
- 初步判断老年性聋
- 需要帮助了解中耳情况时

耳声发射可以发现什么

- 新生儿宝宝听力是否正常
- 耳蜗外毛细胞功能是否正常，是否是听神经病
- 初步判断是否有噪声性聋的可能及趋势
- 初步判断老年性聋的可能及趋势

④ 如果无法获知或患者不愿意告知是否真的听清时怎么办——听性脑干反应

(1) 什么是听性脑干反应（ABR），如何进行 ABR 测试

▶定义：听性脑干反应由一系列发生于声刺激后 10 ms 以内的声波组成，一般总共记录有 7 个声波，分别以罗马数字Ⅰ～Ⅶ命名，一般通过每个波峰阈值和波间潜伏期分别代表听觉传导通路的不同部位。

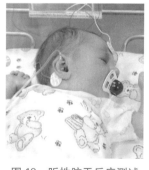

图 19 听性脑干反应测试

▶测试方法：声音通过测试者耳机传入，在测试者听力传导通路的各级特定的位置引起电位变化，可以通过与皮肤接触的电极记录，称为听性脑干反应（auditory brainstem response，ABR），因为诱发电位是在自发脑电波背景上出现的，所以测试者的脑电波必须平缓，大多数时候会要求测试者处于熟睡状态（口服催眠药后）下进行测试（图 19）。

▶测试结果：由于Ⅰ、Ⅲ、Ⅴ波的反应阈值较为明显，其中Ⅴ波最为明显，因此以是否能引出Ⅴ波来判断听力障碍患者的大致听力水平，称为反应阈。

(2)　听性脑干反应的常见类型

▶不同刺激声：①短声（click）听性脑干反应：无频率特异性，对于听力复杂，尤其是低频上升型或者高频陡降型听力损失可能发生误诊，主要反映2～4 kHz频率区间的听力。②短纯音（tone burst）听性脑干反应：通常用于测定各频率的反应阈值，频率特异性好，波形不如短声的明显，低频刺激声波形不明显。当然还有chirp声ABR等。

▶不同耳机：骨导耳机测骨导听力，波形相对不明显；气导耳机测气导听力。

(3)　用听性脑干反应的作用

▶耳聋早发现、早干预、早康复：比如宝宝听力筛查过不了；宝宝快2岁了还不会说话或说话不清楚时需要检查听性脑干反应，了解相应的反应阈。

▶司法鉴定：法院打官司，到底是真聋还是伪聋，如外伤后、工伤鉴定时。

▶之前常规听力检查彼此矛盾，不能解释病情：如青春期孩子突然出现一耳纯音测听明显下降，但是镫骨肌声反射阈值同侧对侧均在85 dB，这时需要鉴别功能性聋（精神性聋）。

▶听神经病的诊断：如果纯音测听中度下降，而听性脑干反应95 dB SPL仍然没有Ⅴ波引出，需要考虑此症。

▶此外还可以用于儿童耳聋如分泌性中耳炎、听神经瘤，脑干病变如多发性硬化、脑干血管病变和脑干肿瘤等的诊断。

(4)　注意事项

听性脑干检查是一项十分重要的客观听力检查，可以用于帮助大致评估听力损失程度，但有一定的弊端，其结果具有一定的误差（听阈与反应阈有一定偏移）。所以要想对听力损失定量诊断还需要结合纯音测听（行为测听），进行精准定位需要结合声导抗、耳声发射、CT、MRI 等多项检查结果进行判断。

(5) 小结

▶ 何时需要做听性脑干反应

- 宝宝出生后如果几次筛查不能通过
- 分泌性中耳炎孩子听力下降多少
- 工伤鉴定，如噪声性聋
- 不能正确配合电测听（如孩子小，如智商弱，如涉及利益不愿意配合），但又想知道听力是否正常或者损伤程度时（如配助听器）
- 外伤听力受损后
- 人工耳蜗植入前

▶ 听性脑干反应可以发现什么

- 新生儿宝宝听力是否正常，如果损伤，下降多少
- 分泌性中耳炎孩子听力损伤多少，帮助判断是否继续保守治疗还是及时手术
- 判断是否有耳聋及耳聋程度，尤其外伤及工伤
- 判断是否需要人工耳蜗植入

⑤ 如何测试每个频率的听阈——客观听力图

纯音测听测出的是主观的听力图，虽然准确，但是需要测试者充分的配合，而多频听觉稳态诱发反应就是用仪器直接测出测试者的客观听力图（多频稳态听觉诱发反应，ASSR）（图 20）。

(1) 什么是多频稳态听觉诱发反应

多频稳态听觉诱发反应（multiple auditory steady-state evoked responses，ASSR）是由多个频率持续的即稳态的声音调制声信号引起的，反应相位与刺激相位具有稳定的关系，通过头皮记录听觉诱发电位反应，其频率成分稳定，可以客观地测出各个频率的反应阈值，评估相应频率的听阈。

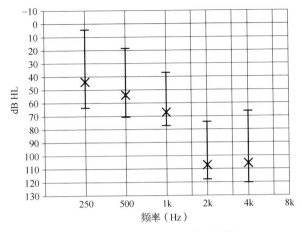

图 20　多频稳态听觉诱发反应图

（2）　优点

①快捷，可以一次性地对双侧多个频率的听力状况做出判断。②准确，频率特性好。③可以测试残余听力，因为可以给到 125 dB HL 的声音。④客观检查，客观判断，完全由脑电波的反应性决定，不受测试者及被测试者的主观因素影响。

与之相比，纯音测听因为被测试者主观或客观上的不配合，得不到可供参考的听力图。听性脑干反应测试时波形是否出现，出现的部位有时与测试者的个人判断有关；声导抗及耳声发射受太多影响因素的影响，而多频稳态听觉诱发反应的初始设计可以对以上的各个方面进行补充。

（3）　如何进行 ASSR 测试

声音通过测试者耳机传入，通过与皮肤接触的电极记录相应的脑电图，用脑电图电位的锁相性判断大脑是否对这一调制声有反应，电脑在统计学基础上判断反应信号和噪声信号有无 ASSR 出现。因为是在自发脑电波背景下进行测试的，所以测试者的脑电波必须平缓，大多数时候也会要求被测试者处于熟睡状态（口服催眠药后）下进行测试。

（4）适用范围

适用于新生儿筛查、助听器选配和司法鉴定等，可以对健康婴儿、听力损害的儿童及正常的成年人进行有频率特性的客观测听。

（5）注意事项

有时多频同时刺激与单频刺激得到的反应阈值有明显差异。

正常听力和低频听力与行为听阈之间差异较大。

假阳性问题。

（6）小结

▶何时需要做多频稳态听觉诱发反应检查：

- 宝宝出生后如果几次筛查不能通过
- 分泌性中耳炎孩子听力下降多少
- 工伤鉴定，如噪声性聋
- 不能正确配合电测听（如孩子小，如智商弱，如涉及利益不愿意配合），但又想知道听力是否正常或者损伤程度时（如配助听器）
- 外伤听力受损后
- 人工耳蜗植入前

▶多频稳态听觉诱发反应可以说明哪些问题：

- 新生儿宝宝听力是否正常，如果损伤，各个频率各下降多少
- 分泌性中耳炎孩子听力损伤多少，帮助判断是否继续保守治疗还是及时手术
- 判断是否有耳聋及耳聋程度，尤其外伤及工伤
- 判断是否需要人工耳蜗植入

⑥ 用听力室的检查来部分描述耳鸣——耳鸣的声学检查

耳鸣指没有外界声源刺激时的一种声音感觉。其诊断包括定因（如果有特定的原因）、定量（视觉打分及响度测试或心理量表）、

定位及定性(可以根据耳聋及耳鸣频率初步推断病变部位,如低调耳鸣常常由外耳或者中耳疾病引起;高调耳鸣则提示毛细胞及听神经可能病变)。

(1) 耳鸣的检测

耳鸣是一种主观的感受,目前临床上还没有可靠的耳鸣客观检查方法,但是并不意味着不需要进行检查。耳鸣的基本检测包括听力学检测、心理学量表及一些客观检测(如 OAE、耳蜗电图、脑磁图、功能性 MRI 等)。

(2) 常规耳鸣听力学检查

CIba 基金会 1981 年论坛上倡议耳鸣的听力学检查方法包括 4 个方面:音调(pitch)、响度(loudness)、可掩蔽性(maskability)、残余抑制(residual inhibition)。Henry 等 2005 年发表了耳鸣测试评估指南。

耳鸣常规测试包括常规听力检查、超高频听力检查及音调、响度、最小掩蔽级及残余抑制。

▶ 音调匹配:音调指对声音频率的心理感知,即声音的尖锐或者低沉。二项迫选法是让患者判断两种纯音中哪种更接近耳鸣的音调。每次给出两个频率,患者每次均要在两者间做出选择,最终逐步缩小频率范围至两个最相邻 1/3 倍频程的两个频率,再行倍频混淆试验。

▶ 响度匹配:响度指对声音强度变化的心理感知量,也就是声音的响亮与轻柔。从确定的频率阈值开始,询问患者耳鸣声与刺激声大小比较,以 1 dB 为步长调节大小,直至接近,即获得响度匹配。

▶ 最小掩蔽级(minimum masking level,MML):寻找能够完全掩蔽患者耳鸣的最小噪声(宽带噪声或白噪声)。以 1 dB 为步长逐渐增加强度,直至双耳同时或先后掩蔽。

▶ 耳鸣掩蔽听力曲线(tinnitus masking curve):在各频率用纯音或者窄带噪声测试,记录刚好掩蔽耳鸣的最小强度,在听力图中连成线,曲线被称为耳鸣掩蔽听力曲线。

根据曲线与听力图之间的关系,掩蔽曲线分为 5 型:汇聚型;

分离型；重叠型；间距型及不能掩蔽型（拮抗型）。在 5 种掩蔽曲线中以重叠型的掩蔽治疗效果最佳，汇聚型其次，而拮抗型则无法掩蔽。

▶ 残余抑制（residual inhibition，RI）：让患者听最小掩蔽级以上 10 dB 的噪声 1 分钟，观察耳鸣是否消失或者变小，并且记录耳鸣响度较之前减小的百分比。如果消失比例高，一般认为掩蔽治疗效果好。

（3）耳鸣听力学检查的缺陷

①目前用耳鸣响度的变化情况来评估患者整体耳鸣严重程度不够客观。因为大部分患者耳鸣会对相应频率的听阈产生干扰，耳鸣响度测试有一定的偏差；而且耳鸣响度有时与患者的痛苦程度不成正比。所以，可以综合患者的心理量表或者视觉评分等来进行整体评估。即使不同响度的大小对不同耳鸣患者带来的痛苦也并不相同，但同一个患者治疗前后耳鸣响度的变化与痛苦程度仍明显相关，大多数耳鸣患者依然用耳鸣响度来测评治疗效果。②耳鸣虽然大多近似于纯音，但是也有部分患者表现为杂音或者多种音调的耳鸣，有时并不能找准匹配的频率。③年龄、教育水平、是否会说普通话以及耳鸣声成分（如耳鸣为噪声）等多个因素影响耳鸣匹配的准确度及响度的判定，反复测试时结果会有偏移。需要仔细采集病史和其他症状，再下结论。

（4）小结

何时需要做耳鸣的声学检查：

- 耳鸣影响正常生活时
- 耳鸣声治疗之前

耳鸣的声学检查可以知道什么：

- 耳鸣的匹配频率
- 耳鸣的相对响度

⑦ 怎样整体评价耳鸣的严重程度——耳鸣量表、心理量表

耳鸣是个主观感觉，只有患者自己能够感觉到，但因为需要诊断、治疗、了解疗效，我们还是需要对其程度进行了解和判断。

耳鸣影响的整体评估涉及：①耳鸣本身影响的严重程度；②对耳鸣相关因素（如情绪及睡眠）的影响。因为耳鸣本身可以干扰睡眠，而耳鸣所导致的焦虑与抑郁等情绪可能是导致失眠的主要因素，后者又可以进一步强化患者的耳鸣形成恶性循环。

(1) 耳鸣严重程度的评估方法

对耳鸣严重程度的评估方法有 3 类：直接估值、问卷及量表。

► 采用标准化答案/直接估值技术的量表：①数字等级量表：量化耳鸣的心理声学属性，让患者自我评判耳鸣响度，总分 10 分，被广泛用于量化及监控慢性疼痛的治疗效果；②视觉模拟量表（visual analog scales，VASs）：通过一条标有起点和终点的固定长度的水平线段来达到测量的目的。患者被要求在这条水平线段上与自身情况相符合的地方做出标记。但患者答案的准确性和测量指标的精确度无法得到保证。此外，对特殊患者群体（如老年人、视力障碍者）VASs 可能很难完成。可以直接用于评判耳鸣对个人的影响程度及响亮程度的评估。

► 开放式问卷：耳鸣问题问卷（the tinnitus problems questionnaire，TPQ）是开放式问卷，按照严重程度依次写出耳鸣造成的影响，从最严重的影响开始，如入睡困难、持续的耳鸣声、言语理解力、绝望、挫折感、沮丧以及恼怒、生气、无法放松等。

可以充分了解耳鸣对个人的影响，但是不易量化和比较。

► 量表：2014 年美国耳鸣临床实践指南推荐的主要有耳鸣问卷（tinnitus questionnaire，TQ）、耳鸣障碍问卷（tinnitus handicap questionnaire，THQ）、耳鸣反应问卷（tinnitus reaction questionnaire，

TRQ)、耳鸣障碍量表(tinnitus handicap inventory，THI)和耳鸣功能指数(tinnitus functional index，TFI)。目前已经汉化的量表包括中文版THI、中文版 TFI 和中文版 TQ。此外中国耳鸣评价量表(青岛标准)也在临床使用。下面介绍常用的 4 种量表。

A. 耳鸣障碍量表(THI)：THI(见样张 1)是目前国际上使用最广泛的耳鸣自评量表之一。Newman 于 1996 年提出，由三个维度(功能性、情绪性、灾难性)25 个条目组成，旨在量化耳鸣对患者日常生活造成的影响。THI 的研发者 Newman 等提出，需要至少 20 分的变化才能提示治疗前后患者症状的改变具有统计学差异。THI总分 100 分，分 5 级：无障碍 0～16 分；轻度障碍 18～36 分；中度障碍 38～56 分；重度障碍 58～76 分；>76 分，灾难性损害。

样张 1　　　　　　　　　耳鸣障碍评估量表

患者姓名：　　　性别：　　　年龄：　　　编号：　　　日期：
以下问卷将有助于我们了解您耳鸣的程度，从而为您提供更好的服务。请逐条回答问题。

序号	问题	有	没有	有时候有
1	耳鸣使你注意力难以集中吗	4	0	2
2	因为耳鸣的响声，使你难以听清别人讲话吗	4	0	2
3	耳鸣使你生气吗	4	0	2
4	耳鸣使你烦恼(困惑)吗	4	0	2
5	耳鸣使你有绝望的感觉吗	4	0	2
6	你总是抱怨耳鸣吗	4	0	2
7	耳鸣使你晚上入睡困难吗	4	0	2
8	你有不能摆脱耳鸣的感觉吗	4	0	2
9	耳鸣干扰你的社交活动吗(如外出用餐，看电影，打牌，朋友聚会)	4	0	2
10	耳鸣使你沮丧吗	4	0	2
11	因为耳鸣，你觉得自己得了可怕的疾病吗	4	0	2

续　表

序号	问题	有	没有	有时候有
12	耳鸣使你难于享受生活吗	4	0	2
13	耳鸣干扰你的工作或家务吗	4	0	2
14	耳鸣使你经常烦躁易怒吗	4	0	2
15	耳鸣使你阅读出现困难吗(不能静下心做事吗)	4	0	2
16	耳鸣使你心烦意乱吗	4	0	2
17	耳鸣使你在亲友关系方面造成压力吗	4	0	2
18	注意力从耳鸣转移到其他事情有困难吗	4	0	2
19	你感到不能控制你的耳鸣吗	4	0	2
20	耳鸣使你经常感到疲惫吗	4	0	2
21	耳鸣使你情绪低落吗(做事情提不起兴趣)	4	0	2
22	耳鸣使你焦虑不安吗	4	0	2
23	你有拿耳鸣没办法的感觉吗	4	0	2
24	有压力时耳鸣会加重吗(如考试,考核,晋,小孩上学或结婚急需花钱等)	4	0	2
25	耳鸣使你有不安全感吗(不稳定,无保障)	4	0	2

总分：　　　完成时间：　　　分钟

注：0～16：一级，轻微(仅在安静环境中有耳鸣)。
18～36：二级，轻度(易为环境声掩盖，活动时常不觉得耳鸣)。
38～56：三级，中度(在噪声下也有耳鸣，但仍能进行日常活动)。
58～76：四级，重度(总耳鸣，影响睡眠和日常活动)。
78～100：五级，灾难(始终耳鸣，严重干扰睡眠，难于进行任何活动)。

　　B. 耳鸣功能指数(TFI)：TFI分8个分量表共25个条目,这8个分量表分别为侵入性、控制感、认知、睡眠、听觉、放松、生活质量和情感,是在包括THI在内的多个常用耳鸣问卷的基础上改进、发展而来,被认为是应当在临床和研究中作为标准推广使用的耳鸣问卷(Meikle等,2012年)。TFI是唯一基于治疗反应研发的评估反应度量表,可有效评估耳鸣严重程度和耳鸣对患者造成的负面影响,可用于评估耳鸣干预方式所带来的治疗相关改变。Meikle 等提出 TFI 总分发生 13 分及以上的改变可以作为出现有意义改变的标准。

C. 耳鸣问卷(TQ)：TQ 共包含 52 个条目，分为情感障碍、听力障碍、睡眠障碍和缺乏应对能力四个方面。每一条目有三个选项：是(2 分)、部分是(1 分)和不是(0 分)，最后计算总分，总分越高反映出患者受耳鸣的影响程度越重。

D. 耳鸣评价量表(TEQ)：2007 年 5 月世界中医药学会联合会中医耳鼻喉口腔科专业标准审定委员会，组织有关专家结合 2004 年广州中医药大学第一附属医院刘蓬教授提出"耳鸣程度分级与疗效评定方法"草案进行了充分的讨论，并在 2007 年 9 月山东省青岛市召开的全国中医耳鼻咽喉科学术研讨会上讨论通过(简称为"青岛标准")。根据表 3 所示，计算 6 项的总分，轻到重分为 5 级：Ⅰ级 1～6 分；Ⅱ级 7～10 分；Ⅲ级 11～14 分；Ⅳ级 15～18 分；Ⅴ级 19～21 分。根据以上耳鸣程度分级，推荐疗效评定方法：临床痊愈：耳鸣消失，且伴随症状消失，随访 1 个月无复发；显效：耳鸣程度降低 2 个级别以上(包括 2 个级别)；有效：耳鸣程度降低 1 个级别；无效：耳鸣程度无改变。这个标准用于门诊，可以快速评估个人的耳鸣程度。

表3 耳鸣严重程度评估指标及评分标准

评估指标	0分	1分	2分	3分
耳鸣出现的环境	无耳鸣	安静环境	一般环境	任何环境
耳鸣持续时间	无耳鸣	间歇时间大于持续时间	持续时间大于间歇时间	持续性耳鸣
耳鸣对睡眠的影响	无影响	有时影响	经常影响	总是影响
耳鸣对生活及工作的影响	无影响	有时影响	经常影响	总是影响

评估指标	0 分	1 分	2 分	3 分
耳鸣对情绪的影响	无影响	有时影响	经常影响	总是影响
患者对耳鸣的总体感受	由患者自己根据对耳鸣程度的实际感受进行评分(0~6 分)			

注：根据最近 1 周的表现，出现的时间≤1/5 定义为"有时"，≥2/3 定义为"总是"，二者之间定义为"经常"。
轻到重分为Ⅰ~Ⅴ级：Ⅰ级：1~6 分；Ⅱ级：7~10 分；Ⅲ级：11~14 分；Ⅳ级：15~18 分；Ⅴ级：19~21 分。

(2) 耳鸣相关因素的严重程度

评价耳鸣相关因素严重程度的检查表主要考察情绪及睡眠。

➤情绪量表：慢性耳鸣患者的心理特征类似于其他慢性症状患者，以抑郁症状为主要表现形式，常有精神不振、对周围的人和事物丧失兴趣、缺少动力、饮食失调以及失眠等。另一个常见心理反应是焦虑症，如果患者生活中存在其他影响患者心理状态的应激因素，所引起的心理效应可以与耳鸣所致的心理反应交互作用。介绍常用的 3 种量表如下。

A. 抑郁自评量表：抑郁自评量表(self-rating depression scale, SDS；样张 2)是一个包含 20 个条目的自评量表，应根据患者过去一周内自身的情况作答，旨在将主观感受的抑郁情绪进行客观量化并反映这种情绪在治疗过程中发生的变化。量表的 20 个条目被分为四组：普遍的情感障碍、生理障碍、心理运动障碍、心理精神障碍。

每一条目有四个选项："没有或很少时间"赋值 1 分、"小部分时间"赋值 2 分、"大部分时间"赋值 3 分、"绝大部分或全部时间"赋值 4 分，最后各条目得分累计，将总分乘以 1.25 换算为百分制。最后得分在 50 分以下为正常，50~59 分提示轻度抑郁，60~69 分提示中度抑郁，70 分以上提示重度抑郁。

该量表仅仅用于抑郁症状自评，并不能作为诊断依据。如果读者自测分数较高，并不一定就患上了抑郁症，可前往专业医生处咨询。

样张 2　　　　　抑郁自评量表(SDS)

本量表包含 20 个项目，分为 4 级评分，为保证调查结果的准确性，务请您仔细阅读以下内容，根据最近一星期的情况如实回答。

填表说明：所有题目均共用答案，请在 A、B、C、D 下划"√"，每题限选一个答案。

姓名＿＿＿＿　　性别：□男　　□女

自评题目：

答案：A 没有或很少时间；B 小部分时间；C 相当多时间；D 绝大部分或全部时间。

1. 我觉得闷闷不乐，情绪低沉	A	B	C	D
*2. 我觉得一天之中早晨最好	A	B	C	D
3. 我一阵阵哭出来或想哭	A	B	C	D
4. 我晚上睡眠不好	A	B	C	D
*5. 我吃得跟平常一样多	A	B	C	D
*6. 我与异性密切接触时和以往一样感到愉快	A	B	C	D
7. 我发觉我的体重在下降	A	B	C	D
8. 我有便秘的苦恼	A	B	C	D
9. 我心跳比平时快	A	B	C	D
10. 我无缘无故地感到疲乏	A	B	C	D
*11. 我的头脑跟平常一样清楚	A	B	C	D
*12. 我觉得经常做的事情并没困难	A	B	C	D
13. 我觉得不安而平静不下来	A	B	C	D
*14. 我对将来抱有希望	A	B	C	D
15. 我比平常容易生气激动	A	B	C	D
*16. 我觉得作出决定是容易的	A	B	C	D
*17. 我觉得自己是个有用的人，有人需要我	A	B	C	D

* 18. 我的生活过得很有意思　　　　　A　B　C　D

19. 我认为如果我死了别人会生活得更好些　A　B　C　D

* 20. 平常感兴趣的事我仍然照样感兴趣　　A　B　C　D

注：评分标准：正向计分题 A、B、C、D 按 1、2、3、4 分计；反向计分题(标注 * 的题目，题号：2、5、6、11、12、14、16、17、18、20)按 4、3、2、1 计分。总分乘以 1.25 取整数，即得标准分。

按照中国常模结果，标准分的分界值为 53 分，其中 53～62 分为轻度抑郁，63～72 分为中度抑郁，72 分以上为重度抑郁。

B. 焦虑自评量表：焦虑自评量表(self-rating anxiety scale, SAS；样张 3)也是一个包含 20 个条目的自评量表，患者也结合过去一周时间内的自身情况进行选择，旨在将患者主观感受的焦虑情绪进行客观量化，并反映这种情绪在治疗过程中发生的变化。每一条目也有四个选项："没有或很少时间"赋值 1 分、"小部分时间"赋值 2 分、"大部分时间"赋值 3 分、"绝大部分或全部时间"赋值 4 分，最后各条目得分累计并换算(乘以 1.25)为百分制。最后得分在 50 分以下为正常，50～59 分提示轻度焦虑，60～69 分提示中度焦虑，70 分以上提示重度焦虑。有研究发现，焦虑作为一个病症常伴有抑郁症出现，而抑郁症则可以单独出现成为一个单一病症。

样张 3　　　　　　　焦虑自评量表(SAS)

焦虑是一种比较普遍的精神体验，长期存在焦虑反应的人易发展为焦虑症。本量表包含 20 个项目，分为 4 级评分，请您仔细阅读以下内容，根据最近一星期的情况如实回答。

填表说明：所有题目均共用答案，请在 A、B、C、D 下划"√"，每题限选一个答案。

姓名＿＿＿＿　性别：□男　　□女

自评题目：

答案：A 没有或很少时间；B 小部分时间；C 相当多时间；D 绝大部分或全部时间。

1. 我觉得比平时容易紧张或着急　　　　A　B　C　D

2. 我无缘无故在感到害怕　　　　　　　A　B　C　D

续　表

3. 我容易心里烦乱或感到惊恐	A	B	C	D
4. 我觉得我可能将要发疯	A	B	C	D
*5. 我觉得一切都很好	A	B	C	D
6. 我手脚发抖打颤	A	B	C	D
7. 我因为头疼、颈痛和背痛而苦恼	A	B	C	D
8. 我觉得容易衰弱和疲乏	A	B	C	D
*9. 我觉得心平气和，并且容易安静坐着	A	B	C	D
10. 我觉得心跳得很快	A	B	C	D
11. 我因为一阵阵头晕而苦恼	A	B	C	D
12. 我有晕倒发作，或觉得要晕倒似的	A	B	C	D
*13. 我吸气呼气都感到很容易	A	B	C	D
14. 我的手脚麻木和刺痛	A	B	C	D
15. 我因为胃痛和消化不良而苦恼	A	B	C	D
16. 我常要小便	A	B	C	D
*17. 我的手脚常常是干燥温暖的	A	B	C	D
18. 我脸红发热	A	B	C	D
*19. 我容易入睡并且一夜睡得很好	A	B	C	D
20. 我做噩梦	A	B	C	D

注：评分标准：正向计分题 A、B、C、D 按 1、2、3、4 分计；反向计分题（标注 * 的题目题号：5、9、13、17、19）按 4、3、2、1 计分。总分乘以 1.25 取整数，即得标准分。
低于 50 分者为正常；50～60 分者为轻度焦虑；61～70 分者为中度焦虑，70 分以上者为重度焦虑。

C. 医院焦虑抑郁量表：医院焦虑抑郁量表（hospital anxiety depression scale，HADS；样张 4）是一个为门诊患者设计的抑郁和焦虑自评量表。作者来自英国利兹詹姆士医院。每一条目也按频率程度进行赋值。包括焦虑和抑郁 2 个量表，各 7 个问题。总分≤7 分为阴性；≥8 分为阳性。0～7 分属无症状；8～10 分属可疑存在；

11～21 分属肯定存在。

样张 4

医院焦虑抑郁量表

姓名：　　　　　　　　　　日期：

医生注意到情绪在许多疾病中起重要作用。如果医生了解这些情绪变化，可以更好地帮助您。

下面的问题可以让你的医生知道你的情绪状态。忽略本表左侧的数字，认真地读懂每一项问题，然后在最接近你最近一周情绪的选项下面划线。注意：不要考虑太久，你的即时回答可能比思考之后回答更能准确反应你的情绪状态！

A　　我感到紧张或"非常激动"

3　　绝大部分时间

2　　许多时间

1　　不时，偶尔

0　　一点也不

D　　我仍然喜欢以前喜欢的事情

0　　确实同以前一样

1　　同以前不太一样

2　　只有一点和以前一样

3　　完全不同于以前

A　　如果即将发生可怕的事情，我会有某种惊吓的感觉

3　　非常肯定而且很严重

2　　有，但不严重

1　　一点，但并不担心

0　　根本没有

D　　我会笑而且可以看到事情有趣的一面

0　　差不多常常这样

1　　现在不完全这样

2　　现在确实不多了

3	根本不会
A	焦虑的想法划过脑海
3	大量时间
2	许多时候
1	不时，但不常有
0	仅仅偶尔
D	我感到愉快
3	根本没有
2	不常有
1	有时
0	大部分时间
A	我可以舒适地坐着并且感到放松
0	确实可以
1	通常可以
2	不常有
3	根本不能
D	我感觉我仿佛慢下来了
3	几乎所有时间
2	很常见
1	有时
0	根本没有
A	我有种害怕的感觉，紧张的发抖
0	从来没有
1	偶尔
2	很常见

3　非常常见

D　我对自己的外表不关心

3　确实这样

2　不像以前一样特别在意

1　可能不太在意

0　像以前一样的在意

A　我感觉闲不下来,好像不得不保持活动

3　的确如此

2　相当多

1　不是很多

0　根本没有

D　我满怀喜悦期待某件事物

0　像从前一样

1　比以前明显减少

2　确实比以前少很多

3　几乎没有

A　我会突然感到恐慌

3　确实非常常见

2　很常见

1　不常见

0　根本没有

D　我可以喜欢一本书或收音机或电视节目

0　常常

1　有时

续 表

2 不常有

3 极少

A 总评分＿＿＿＿＿
D 总评分＿＿＿＿＿

注：评分标准：本表包括焦虑和抑郁 2 个亚量表，分别针对焦虑［A］和焦虑［D］问题各 7 题。焦虑和抑郁亚量表的分值区分为：0～7 分：无症状；8～10 分：可疑存在；11～21 分：肯定存在。

在评分时，以 8 分为起点，即包括可疑及有症状均为阳性。

▶ 睡眠量表：睡眠障碍是耳鸣患者最常见的抱怨之一，给患者的生活造成严重困扰。对睡眠问题进行详细评估，可以考虑使用专门的睡眠问卷，可以用于对患者的持续跟踪评估。常用 2 种量表：阿森斯失眠量表和匹兹堡睡眠质量指数。

A. 阿森斯失眠量表：阿森斯失眠自测量表（athens insomnia scale, AIS；样张 5）具有较好的信效度和诊断效能，包括 8 个条目，各条目按 4 级评分，以 4 分为临界值，得分越高表示失眠越重。＜4 分，没有失眠；＞6 分，失眠；总分 4～6 分，可疑失眠。

样张 5　　　　　　　　阿森斯失眠自测量表

操作方法：要求被检查者对于问题 1～8，认真回顾自己过去 1 个月内的睡眠经历，如果每星期至少发生 3 次在您身上，就圈点相应的自我评估结果。

1. 入睡时间（关灯后到睡着的时间）
0：没问题　1：轻微延迟　2：显著延迟　3：延迟严重或没有睡觉

2. 夜间苏醒
0：没问题　1：轻微影响　2：显著影响　3：严重影响或没有睡觉

3. 比期望的时间早醒
0：没问题　1：轻微提早　2：显著提早　3：严重提早或没有睡觉

4. 总睡眠时间
0：足够　1：轻微不足　2：显著不足　3：严重不足或没有睡觉

5. 总睡眠质量（无论睡多长）
0：满意　1：轻微不满　2：显著不满　3：严重不满或没有睡觉

6. 白天情绪
0：正常　1：轻微低落　2：显著低落　3：严重低落

7. 白天身体功能（体力或精神：如记忆力、认知力和注意力等）
0：足够　1：轻微影响　2：显著影响　3：严重影响

8. 白天思睡

0：无思睡　1：轻微思睡　2：显著思睡　3：严重思睡

评估结果判断：

(1) 如果总分小于 4 分：无睡眠障碍；

(2) 如果总分在 4～6 分：可疑失眠；

(3) 如果总分在 6 分以上：失眠。

B. 匹兹堡睡眠质量指数：匹兹堡睡眠质量指数（pittsburgh sleep quality index，PSQI；样张 6），有助于临床医生了解与治疗相关的睡眠质量改善。它包含 19 个自评问题和 5 个他评问题（由室友或床伴进行评分）。根据最近 1 个月的睡眠情况回答。该量表由美国匹兹堡大学精神科医生 Buysse 博士等于 1989 年编制。该量表适用于睡眠障碍患者、精神障碍患者评价睡眠质量，同时也适用于一般人睡眠质量的评估。量表由 9 道题组成，前 4 题为填空题，后 5 题为选择题，其中第 5 题包含 10 道小题。各条目组成 7 个成分，每个成分按 0～3 等级计分，累积各成分得分为 PSQI 总分，总分范围为 0～21，得分越高，表示睡眠质量越差。

各部分含义及计分方法如下：Ⅰ.睡眠质量：根据条目 6 的应答计分"较好"计 1 分，"较差"计 2 分，"很差"计 3 分。Ⅱ.入睡时间：①条目 2 的计分为"≤15 分"计 0 分，"16～30 分"计 1 分，"31～60"计 2 分，"≥60 分"计 3 分。②条目 5a 的计分为"无"计 0 分，"<1 周/次"计 1 分，"1～2 周/次"计 2 分，"≥3 周/次"计 3 分。③累加条目 2 和 5a 的计分，若累加分为"0"计 0 分，"1～2"计 1 分，"3～4"计 2 分，"5～6"计 3 分。Ⅲ.睡眠时间：根据条目 4 的应答计分，">7 小时"计 0 分，"6～7"计 1 分，"5～6"计 2 分，"<5 小时"计 3 分。Ⅳ.睡眠效率：①床上时间＝条目 3（起床时间）－条目 1（上床时间）；②睡眠效率＝条目 4（睡眠时间）/床上时间×100%；③成分 D 计分为，睡眠效率>85% 计 0 分，75%～84% 计 1 分，65%～74% 计 2 分，<65% 计 3 分。Ⅴ.睡眠障碍：根据条目 5b 至 5j 的计分为"无"计 0 分，"<1 周/次"计 1 分，"1～2 周/次"计 2 分，"≥3 周/次"计 3 分。累加条目 5b 至 5j 的计分，若累加分为"0"则成分 E 计 0 分，"1～9"

计 1 分，"10～18"计 2 分，"19～27"计 3 分。Ⅵ. 催眠药物：根据条目 7 的应答计分，"无"计 0 分，"＜1 周/次"计 1 分，"1～2 周/次"计 2 分，"≥3 周/次"计 3 分。Ⅶ. 日间功能障碍：①根据条目 8 的应答计分，"无"计 0 分，"＜1 周/次"计 1 分，"1～2 周/次"计 2 分，"≥3 周/次"计 3 分；②根据条目 9 的应答计分，"没有"计 0 分，"偶尔有"计 1 分，"有时有"计 2 分，"经常有"计 3 分；③累加条目 8 和 9 的得分，若累加分为"0"则成分 G 计 0 分，"1～2"计 1 分，"3～4"计 2 分，"5～6"计 3 分。PSQI 总分＝7 各成分得分相加。

样张 6 匹斯堡睡眠质量指数

下面一些问题是关于您最近 1 个月的睡眠情况，请选择或填写最符合您近 1 个月实际情况的答案。请回答下列问题：

1. 近 1 个月，晚上上床睡觉通常＿＿＿＿点钟。
2. 近 1 个月，从上床到入睡通常需要＿＿＿＿分钟。
3. 近 1 个月，通常早上＿＿＿＿点起床。
4. 近 1 个月，每夜通常实际睡眠＿＿＿＿小时(不等于卧床时间)。
5. 近 1 个月，因下列情况影响睡眠而烦恼：
a. 入睡困难(30 分钟内不能入睡)
(1) 无 (2)＜1 次/周 (3) 1～2 次/周 (4)≥3 次/周
b. 夜间易醒或早醒
(1) 无 (2)＜1 次/周 (3) 1～2 次/周 (4)≥3 次/周
c. 夜间去厕所
(1) 无 (2)＜1 次/周 (3) 1～2 次/周 (4)≥3 次/周
d. 呼吸不畅
(1) 无 (2)＜1 次/周 (3) 1～2 次/周 (4)≥3 次/周
e. 咳嗽或鼾声高
(1) 无 (2)＜1 次/周 (3) 1～2 次/周 (4)≥3 次/周
f. 感觉冷
(1) 无 (2)＜1 次/周 (3) 1～2 次/周 (4)≥3 次/周
g. 感觉热
(1) 无 (2)＜1 次/周 (3) 1～2 次/周 (4)≥3 次/周
h. 做噩梦
(1) 无 (2)＜1 次/周 (3) 1～2 次/周 (4)≥3 次/周
i. 疼痛不适
(1) 无 (2)＜1 次/周 (3) 1～2 次/周 (4)≥3 次/周
j. 其他影响睡眠的事情
(1) 无 (2)＜1 次/周 (3) 1～2 次/周 (4)≥3 次/周 如有，请说明：

6. 近 1 个月,总的来说,您认为自己的睡眠质量
(1) 很好　(2) 较好　(3) 较差　(4) 很差
7. 近 1 个月,您用药物催眠的情况
(1) 无　(2) <1 次/周　(3) 1～2 次/周　(4) ≥3 次/周
8. 近 1 个月,您常感到困倦吗
(1) 无　(2) <1 次/周　(3) 1～2 次/周　(4) ≥3 次/周
9. 近 1 个月,您做事情的精力不足吗
(1) 没有　(2) 偶尔有　(3) 有时有　(4) 经常有

(3) 小结

何时需要评估耳鸣的严重程度:

- 耳鸣影响正常生活时
- 耳鸣声治疗之前
- 耳鸣行为治疗前

通过对耳鸣的严重程度进行评估可以知道什么:

- 耳鸣的严重程度
- 耳鸣对睡眠的影响程度
- 耳鸣对情绪的影响程度

8　耳鸣会影响听力检查的结果吗

　　临床上往往有耳鸣的患者诉说听力检查不准确,认为是自己的耳鸣影响听力的结果,其实并没有听力下降,只是耳鸣让其听不到了。根据临床表现可以判断这种认知是错误的,如双侧对称性高频听力下降、一侧主诉耳鸣。如听力测试完全正常,畸变产物耳声发射也正常的耳鸣患者,显然耳鸣也没有影响到测试结果。这和耳鸣并不是耳朵本身发出的声音这一判断是一致的,但这里可能需要排除血管性耳鸣,这种耳鸣是患者自己听到了自己血管内血流的声音,而这个是有可能影响听力测试的,一般是低频略有下降。
　　曾凡刚教授最近的研究为我们提供了实验支持,实验的假设是耳鸣要完全掩盖听力下降,必须从频率、响度完全一致,才能够起到

效果，而耳鸣本身不是确切声源产生的声音，不可能与纯音测听提供的单一频率的测试音完全一致，而刘蓬教授最新的研究显示耳鸣的响度多数在 0～15 dB HL，这对于测试一般允许的 5～10 dB 的测试误差来说，对测试结果的影响也是极小的，所以无论是频率还是测试响度来考虑，耳鸣对测试结果的影响都是极为有限的。因此，可以确定主观耳鸣并不会影响听力检查的结果，听力检查的结果是可以用来判断耳鸣的可能成因。所以，耳鸣患者在接受检查时，不要有太多顾虑，认真的配合完成检查是最佳的选择。

⑨ 耳鸣患者如何向医生描述自己的病史

患者就诊是希望解决问题，但很多时候患者忽略了一个很重要的问题，就是你需要向医生把你的问题讲清楚。有的问题，医生一看便知，不需要患者说太多，如耳郭新生物、耳前瘘管、耳道耵聍等；有的医生检查后会询问病史，以便决定如何解决。但当患者来寻求解决耳鸣问题时，情况就变得很复杂了，患者由于病程长、紧张（担心说不清楚问题）等原因，无法很好地描述自己的问题，导致问诊时间很长，但是医生获得的有价值的信息却不多。

耳鸣患者就诊时应该怎样清楚地描述自己的耳鸣呢？

第一，耳鸣患者需要想清楚耳鸣是什么时候开始的，也就是耳鸣多久了（几天，几个月，几年）；是一只耳朵响，还是两只耳朵响，还是脑鸣；这种声音类似于什么声音，如蝉鸣音、嘶嘶声、轰声、汽笛声等（当然后面医生也会给你一些声音来辅助判断耳鸣的声音，因为每个人的经历不一样，描述的声音是不同的）；这种声音是持续性的还是间歇性的，还是有一定节律的，如像脉搏一样的节律或和呼吸同步；耳鸣是否存在加重或消失的可能情况，如转头会减轻或加重。

第二，耳鸣时是否同时感觉到听力下降。注意这里指的是患者自己的感觉，不是听力测试结果（我们通常感知的听力水平是以语言频率来判断的，而高频听力下降，多数情况下察觉不到），是否自己感知到听力下降对于判断听力下降与耳鸣发生的前后顺序有帮助。如果耳鸣之前就有听力问题需要向医生说明。是否有头晕或眩晕或头痛情况,是否有耳闷涨感,因为这些症状的出现情况对于疾病的诊断有很大帮助。

第三,睡眠如何。一般几点睡觉,情绪如何,是否有易怒、烦躁,做事提不起干劲,职场压力情况如何,同事关系如何。

第四,耳鸣之前是否有诱发因素,如接触强噪声、参加演唱会、失眠、熬夜、情绪不好、压力大、过度伤心或紧张、感冒等。

第五,完成了上述步骤,向医生出示之前你已经做过的检查(影像学最好带着片子),就诊记录,服用药物情况。

患者一定要清楚,你面对的即使是之前接诊过你的医生,也可能不会记得你的具体情况,因为医生每天要面对很多患者,而之前的资料尤其是医生自己书写的门诊病历,却可以让医生重新快速了解你的情况(这也是门诊病历的主要作用,医生对自己的记录有良好的记忆),从而开始新的诊疗过程,大大缩短就诊时间,解决问题,否则就需要重新问诊,不利于疾病诊疗的连续性,降低效率,延误确诊时间。患者在面对新的医生时,在没有完成之前的四步之前不要过多描述在哪里看过什么医生,用过什么药物之类的情况,因为这些毫无帮助,只能是浪费时间。

⑩　如何正确理解耳鸣

耳鸣无论从何角度来看,比耳聋、眩晕、疼痛、麻木等都是产生最轻实质影响的一个症状,然而却是一个让大家谈虎色变的症状。这种现象单从医学角度来讲,是让人费解的。尽管有人担心耳鸣会引起耳聋,先不说这个对不对(肯定是不对的,最多是提示有听力下降),从患者来就诊经常说起的宁可不管耳聋也要去掉耳鸣来说(恰当的耳聋治疗确实可以改善耳鸣),这个担心不是对耳鸣产生如此恐惧的主要原因。有些耳科的肿瘤会引起包括耳鸣在内的一些症状，但是这种情况不只属于罕见的情况，即使有绝大多数也是良性的，可以经过治疗解决的，和恶性肿瘤比起来，很难说是导致耳鸣谈虎色变的原因。唯一可以解释的是，耳鸣与患者精神状态的藕断丝连，纠缠不清，以及耳鸣在人体的定位飘忽无法确定，从精神上给患者造成了极为沉重的负担（精神创伤远比肉体创伤难以愈合）。因为耳鸣绝对不会引起大问题，更谈不上致命，所以有些医生处理起来比较轻率，并没有将医生自己的医学认知灌输给或有效地传达给患者（这导致了患者的百度自学，从而彻底掉进了陷阱），反而加重了患者的不良认知，进一步恶化了患者的负担，最终导致了目前对耳鸣谈虎色变的局面。由此看来，重点在于耳鸣的心理影响。

我们可以把感知到的耳鸣比做水面的涟漪。微风徐徐掠过水面，可以让水面产生涟漪，风不止，涟漪不停，风止，涟漪还要波动很长时间才能逐渐消失，这里的风可以理解为耳鸣患者的精神状态，而风绝对和季节、地域有关系，所以风不同，有的持续不断，时间长久，有的狂暴迅疾，时间短暂。下雨也会引起涟漪，而这雨类似于人经历的生活挫折，总有雨过天晴，水面如镜的时候，关键是如何将雨滴融入水中。水中的鱼儿戏水追逐，也会引起点点涟漪，而这类似于我们身体某些部位暂时的不稳定，但绝不属于不可逆的疾病范畴。向水中投掷一块石头，也可以引起涟漪，随着石头被水面淹没，涟漪也会逐渐消失，这类似于人体受到某种外伤。地震前夕也会有水波涟漪，这尽管代表着巨大的风险和未知，正如人体得了恶性肿瘤，但这种情况放到人群里来看，可能性微乎其微，正如地震为极小概率事件一般。即便如此也是有办法的。

水面涟漪总是存在的，范围或大或小，持续时间或长或短，高低起伏或剧烈或轻微，但终归会趋于平静，这得益于水的接纳。正如我们人体在一生中总要有这样那样的小快、小病一般，有其陪伴，才能提醒我们时时保持节制，才能保持身体良好，生活总在波折中前进。

人之有耳鸣如水之生涟漪，像水一样以平常的心，接纳的心态，警觉的对待就足够了。万万不可时时牵挂于心，小题大做。

⑪ 耳鸣的原因和治疗方法有哪些

耳鸣是指没有外界声源存在的情况下，患者自己感知到的无意义的声音信号。尽管医学上对耳鸣有诸多的规定，比如耳朵耵聍引起的，就不归为耳鸣，但是在日常生活中，耳鸣作为一个症状包含的范围就极为广泛。这里需要强调一下，耳鸣只是一个症状，并不属于疾病范畴。正如疼痛一样，是许多疾病引起的一个症状。这里我们按照最广泛的定义来描述耳鸣。

耳鸣作为一个我们耳朵感知到的声音现象，自然会将其归为耳科的范畴，事实上耳鸣的范围要远远超出耳科的范畴，但首诊耳科又是必须的，因为只有从耳科入手，才能最大限度地搞清楚耳鸣的可能原因，从而进行针对性的治疗。

首先外耳道被耵聍或新生物堵塞影响了声音的传递，此时内耳相对处于一个极安静的环境中，此时有可能产生耳鸣，当然耵聍或新生物接触到耳膜，引起耳膜的异常运动也会产生耳鸣的感知，有时候内耳周围的大血管内的血流声音也会被耳朵听到，从而产生血管性耳鸣。外耳道进入异物或飞虫也会引起耳鸣。少数情况下，耳道、中耳生长有肿瘤或炎症也会引起耳鸣，比较常见有外耳道炎、化脓性中耳炎、分泌性中耳炎、耳膜穿孔、鼓室体瘤、中耳胆脂瘤等。上述所有这些包括内耳毛细胞的损失都会引起听力下降，而听力下降则是耳鸣最常见的原因。而噪声和衰老导致的噪声性和老年性听力下降则是听力下降中最常见的原因，也就是耳鸣常见的原因。极为罕见的是连接内耳与听觉中枢神经系统的听神经出现肿瘤，即听神经瘤也会有耳鸣的症状。当然上述的所有原因都是耳科的范畴，实际上耳鸣不只是耳科的问题，存在很多听力完全正常的耳鸣患者，原因可能是中枢神经系统的细微病变（绝大多数情况这种细微病变无法用目前的手段发现，而人体对这些细微病变完全可以代偿而不产生影响），也可能是机体不良状态，如抑郁、甲状腺功能亢进以及激素分泌紊乱引起的听觉系统的反应。

经过耳科检查，我们可以对应处理已知的相应问题，如清理外耳道、消除炎症、修补鼓膜、切除肿瘤。而对于没有上述发现的则需要进行听力学检查，明确听力下降的原因。突发性聋需要积极的早期药物治疗；噪声性聋的早期需要药物治疗，晚期佩戴助听器；老年性聋可以选择药物治疗和助听器。有研究显示，慢性耳鸣往往是听力下降引发的大脑代偿反应，助听器或人工耳蜗矫正了下降的听力，会逆转大脑的代偿反应，从而降低耳鸣。

由于耳鸣会持续引起大脑的关注，导致产生烦躁和持续的记忆，因此目前最重要的治疗还是恰当的音乐治疗，来转移对耳鸣的关注，降低大脑对耳鸣的反应，从而让耳鸣患者恢复正常的生活。

总之，耳鸣不是一个疾病，只是一个症状，其可能提示某些疾病的存在，但是绝对不会加重或引起疾病。经过合理的诊治，多数耳鸣可以好转，可以不影响我们的生活。

⑫ 发生耳鸣，应该如何寻求医生的帮助

耳鸣作为一个常见的耳科症状，由于只是一种声音信号，很容易被忽视，多数会自行消退或被适应，并不会对患者造成任何不良影响。但是如果发生耳鸣时，伴随着严重的其他症状或高度的压力不能很快消退，就会引起患者持续的关注，出现严重的情绪反应，此时多数不能自行消退或适应，就需要寻求医生的帮助。但是由于耳鸣涉及的方面比较复杂，而且常需要较长时间的病史询问，复杂的检查排查，不能短时间内解决问题，或无法深入解决患者的问题。

耳鸣患者寻求帮助应该看哪个科的医生？很难有确切的定论，因为耳鸣的原因太多，确实许多科的疾病都可能引起耳鸣或脑鸣，所以不同专业都有深入研究耳鸣的医生。这里建议一个就诊顺序，患者可以根据自己是否有明显的耳鸣发生诱因或伴随症状，或发病主要症状来决定首诊哪个科。如伴有头痛、麻木感、头昏等适合首

诊神经内科，如伴有听力下降、眩晕、耳流脓建议首诊耳科或耳鼻喉科，如伴有牙疼或咬合疼痛适合首诊口腔科，如果伴有情绪问题建议首诊精神科或心理咨询。当并发的问题解决了还有耳鸣，则需要就诊专于耳鸣的医生。当然也可以直接看专于耳鸣的医生。

13 吃减肥药会引起耳鸣吗

有长期吃利尿药来达到减肥瘦身目的的，利尿药临床上用来脱水，减轻心脏负担，很少会长期使用，需要定期检查各项指标，而有些人利用这一特点来达到减轻体重的目的，长期服用可能发生包括严重的咽鼓管功能不良、耳鸣等不良反应。

有些减肥药为了达到减轻体重的目的加入了人体的某些激素，如甲状腺素，甲状腺素是人体甲状腺分泌的一种主管身体代谢的激素，这种激素过多表现为甲状腺功能亢进症状，如消瘦、乏力、多汗、心跳加快、腹泻等。而减肥药正是利用其中的消瘦作用，长期服用的结果就是持续甲状腺功能亢进状态，而甲状腺功能亢进引起的心率加快，在某些女性中表现为血管性耳鸣，也就是听到了自己血管的血流声。

这里只是列举了两种减肥药的成分，相信还有更多，减肥的同时要注意观察，耳鸣这种敏感的症状可以及早报警，及早就医。

14 耳鸣为何可以通过音乐来治疗？ 效果如何

耳鸣首先要排除血管源性、肿瘤性、肌肉性等明确病因的或通过手术可以消除的耳鸣。对于这类耳鸣，目前尚没有足够的把握用药物来消除。当然患者有耳鸣并不代表一定需要治疗，因为有许多人对耳鸣已经处于习服的状态，就是不去注意，耳鸣根本不影响日常生活和工作。

有些耳鸣患者的耳鸣让患者无法忍受，这是我们目前研究最多的问题。经过各国专家的多年研究探索，已经逐步明确，让患者无法忍受的耳鸣不只是耳朵的问题，而是自主神经系统、情绪系统乃至意识系统的紊乱所致，而这些是可以通过功能性训练来矫正的。正如我们可以通过学习改变大脑对外界的反应，耳鸣也是可以通过音乐的传入来改变大脑对其的反应。

（1）是不是所有的音乐都是可以用来治疗耳鸣

答案是否定的。因为有些音乐本身就会引起耳鸣，如高强度的音乐就可以引起一过性耳鸣、听力下降。有些音乐让人听了就会非常烦躁或情绪激动，无法睡眠。显然这些音乐是无法用来改善耳鸣的。

（2）什么样的音乐可以治疗耳鸣

从目前对耳鸣的研究结果来看，耳鸣多数是听力下降后，外周传入下降，大脑对应的区域出现重塑，代偿损失的传入，而这些代偿激发了情绪系统的参与，而采用特殊处理的音乐增加传入，就可以缓慢地矫正重塑，继而消除情绪系统的参与。对音乐的处理有许多种。首先采用的音乐素材应该是舒缓的，这种音乐可以让听者情绪平稳，心境平复，改善睡眠。其次，根据耳鸣的声学特点和听力下降的特点裁剪音乐素材，使之可以让大脑修复之前对耳鸣的异常重塑，消除耳鸣对患者的不利影响。

（3）音乐治疗的效果

耳鸣的音乐治疗不是一蹴而就、立竿见影的。大脑的重塑需要过程，往往需要几个月的时间，也就需要潜移默化。也就是说，音乐治疗要发挥作用，首先需要保证音乐治疗的时间，理论上时间越长越好。目前认为至少每天保证 2 小时，才能缓慢矫正异常的大脑重塑。除了治疗时间，患者对音乐治疗的认同也很重要。如果患者心理上排斥，那么时间再长也无益处。有研究显示音乐治疗可以让70%以上耳鸣缓解，不影响日常生活，10%左右耳鸣消失。

（4）音乐治疗的优势

按照音乐治疗的要求，做好如音量控制、耳机选择，几乎没有任何不良反应；目前出现了一些依托互联网和手机 APP 的施治模式，简便易用，患者几乎可以足不出户，不需要反复去医院就诊就可以进行治疗，非常便捷，这也是目前音乐治疗能够成功的关键。

⑮ 耳鸣音乐治疗过程中会遇到哪些情况

音乐治疗耳鸣是一种有效且没有不良反应的耳鸣康复手段，被许多耳鸣患者采用。在治疗过程中以下问题需要患者注意。

（1）有患者在治疗过程中发现自己的耳鸣响度时大时小

这种现象应该说属于正常，目前的音乐治疗目的在于修正大脑的不良重塑（耳鸣），而目前的研究认为大脑是一个动态平衡系统，加入音乐手段修正大脑的不良重塑，肯定会打破这个平衡，大脑要实现再平衡，就会有波动，而在达到平衡之前的波动可以解释耳鸣响度的时大时小。当然大脑受到的影响因素比较多，如情绪、压力的变化等都会影响平衡的稳定。

（2）有听觉过敏的患者不能耐受音乐

解决这个问题，首先建议外放听音乐，尽量不要让音量超过耐受的阈值。如果音乐高低难控制，可以选择舒缓（耳鸣之光网站的部分音乐）的音乐进行富声环境锻炼（也就是使用舒缓的音乐作为背景音乐，尽量减少安静环境的时间）和避免引起听觉不适的强声环境，一般几个月会好转，再进行音乐治疗。

（3）耳鸣患者在音乐治疗过程中是否需要药物辅助治疗

这个不是必需的，但对一些特殊情况又是非常有必要，如失眠难以通过音乐改善，需要使用药物改善睡眠，有焦虑或抑郁者需要使用抗焦虑或抑郁的药物控制等；如老年性聋的患者，血液循环障碍是常见的，使用活血化瘀的药物是合理的；如高血压和糖尿病等基础疾病，控制这些疾病的药物是必需的。

（4）耳鸣患者听音乐可能进入的误区

耳鸣患者在进行音乐治疗中可能无意间会走错路。有的人潜意识中还是使用音乐来掩蔽耳鸣，从而认为夜间空调或风扇的声音更好，其实音乐治疗和掩蔽治疗机制是完全不同的，掩蔽只是部分让患者暂时感受不到耳鸣，并不改变耳鸣发生的原因，音乐治疗试图矫正大脑的不良重塑。有的人尽管坚持音乐治疗，但是内心中反而错误地通过定期的要听音乐这个任务而时刻提醒自己有耳鸣的存在，甚至在听音乐过程中无意识的认真听耳鸣音去了，并没有达到放松、转移注意力的目的，反而因为过度关注耳朵，发现各种其实已经存在，但是属于正常的生理现象。如堵耳会引起耳鸣变化、咽口水有声音，而且两边不一样，甚至发现双侧耳朵大小不一等，这些都是本来就存在的，不属于疾病范畴的问题，也不是耳鸣引起的。

(5) 耳鸣患者在治疗过程中的饮食

这个问题说复杂很复杂，说简单也简单。复杂在于人对美好食物的渴望，简单在于合理理解饮食。现在很多疾病从口入的观点是有道理的。如何防止病从口入，我认为就是饮食适度，不管多么好的美食，都要适量，不要过度，喜欢吃某样东西，不要每天都吃，我们现在不缺营养，没有必要每天大鱼大肉，适当的饥饿感是正常的。

16 造成耳鸣音乐治疗无效或效果缓慢的原因有哪些

耳鸣是一个大脑意识参与其中的症状，受各种因素的影响。现代社会发展的阶段存在许多混杂因素，有各种好的坏的知识充斥，让人无所适从。虚假信息总是夸大其词，迎合人们不切实际的愿望，实际上医学技术的发展几乎是所有学科中发展最为缓慢的，这几十年世界范围内实质性进展乏善可陈，至少耳科领域是如此。这和我们的生活水平大幅提高形成了极大的落差。这种混沌的状态使得耳鸣患者在接受音乐治疗过程中极易脱离，去寻找所谓更佳的方法。当然这也与耳鸣音乐治疗不会立竿见影，让患者即刻见到希望有关系。

大脑的特点决定了人的注意力会不自觉地关注所担心的问题，

这本来是人类进化的优势,容易持之以恒做成想做的事情,但耳鸣恰恰是过度关注造成的。大脑不自觉间运行着记忆,导致耳鸣持续的在大脑记忆区,刻下深深的痕迹。患者往往不会意识到这个问题,笔者同许多患者深入交流时意识到这个问题。对于这个问题,建议患者尝试冥想,来增强控制力,有意识不关注耳鸣。

⑰ 听力正常的耳鸣如何治疗

　　对于客观性耳鸣,治疗目的性相对强,有的可以通过手术解决,有的可能需要适应。由于原因明确,一般不会对我们的生活和情绪造成太大的影响。

　　对于可以找到原因的主观性耳鸣,我们需要确诊并治疗一些疾病,如外耳道耵聍、耳膜穿孔、听力下降、咽鼓管炎、分泌性中耳炎、颞下颌关节疾病、肿瘤、微血管压迫等。

　　对于使用现代检查手段找不到原因的主观性耳鸣,应该在医生指导下充分地认识到自己耳鸣的状况,了解了耳鸣其实就是大脑产生的一种幻想的声音,而这种情况对自身健康来说没有任何的影响,只要耳鸣患者能够将自己的注意力从耳鸣转移开(降低大脑第二套高级系统的参与),也就是完成大脑的重塑过程,就可以让大脑逐渐将这种耳鸣声音当成背景音,从而失去对其的注意。这里我们可以用图来解释一下大脑注意力是多么的重要(图21)。

　　耳鸣患者的就诊步骤如下:

　　第一步:到专业的机构明确自己属于哪一种耳鸣,不要盲目猜测和轻信有关广告。

　　第二步:接受专注于耳鸣专业医生的建议,而不要盲听非专业人的意见。

　　第三步:从医生那里获得相应的药物和物理治疗。

　　第四步:经常和医生或同病的人(但太多负面情绪的人最好远之)交流心得。

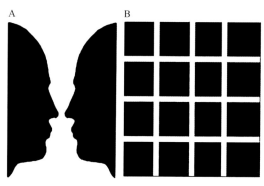

图 21　A.图中黑色是背景音,白色是耳鸣,当你注意力为黑色则就感觉不到白色是一个花瓶,而注意力集中到白色就会看到一个花瓶,所以是否注意到耳鸣关键是你的注意力集中在哪里;B.阴影代表听力正常,白色区域代表听力损失,大脑在白色交叉区域产生有灰色小点的假象这就是耳鸣产生的原因,当你盯着图看时是否看到了白色区域十字路口中有灰色小点在跳动

18　耳鸣的治疗方法有哪些

（1）药物

中药安神、活血、通络等。

（2）声音治疗

使用一种没有具体含义但是让人心境平和的特殊声音,好比你在寺庙中听到的诵经声音,或是瀑布的声音,或是雨声,来帮助大脑放松,分散大脑对耳鸣的注意力,逐渐产生对声音的默许,从而使耳鸣成为背景声音,获得对耳鸣的忽视,达到治疗目的。目前确实有针对大脑异常代偿的定制音乐,机理在于消除异常代偿,最终消除耳鸣。

（3）经颅磁刺激

经颅磁刺激是一种高频磁力波,一般每个疗程 5 天,每天半个小时,对大脑局部皮质进行刺激,起到抑制神经元兴奋的作用,达到抑制耳鸣的作用。但是缺点也很明显,无法持续作用。

(4) 耳鸣习服疗法（TRT）

耳鸣习服疗法是结合咨询和条件反射的一种目前为止较为成功的耳鸣综合治疗策略。目前耳鸣门诊基本上是按照此来进行。其主要目的在于产生对声音的习惯,并且将耳鸣与情绪等负面影响之间的联系切断。简单来说就是达到耳鸣像家里的冰箱声音那样不注意就不会感知到的效果。

(5) 耳鸣治疗仪

耳鸣治疗仪是一种将声音治疗与其他因素整合在一起的机器,作用类似于声音治疗。

(6) 掩蔽疗法

掩蔽疗法是以前常用的方法,用一种声音调节响度至刚好盖过耳鸣的水平,使大脑暂时无法分辨该声音,有一定的效果。

(7) 电极植入

对于通过皮质电流刺激可以有效抑制耳鸣的患者可以进行硬膜外刺激电极植入,目前国内尚没有该设备,另外,效果不是非常满意。

(8) 针刺

也就是针灸,可以对一些患者有作用。

(9) 助听设备

就是补偿听力损失从而消除大脑内的黑洞,对同时有听力下降又适合佩戴助听器的人非常有效。助听器也不像大家想象的那样难看(图 22)。

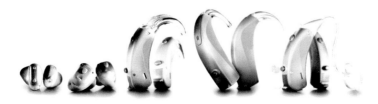

图 22　各种各样的助听器外观

（10）　手术

包括中耳炎手术、耳硬化手术、人工耳蜗植入等，针对听力下降引起的耳鸣有较好的效果。

19　人工耳蜗可以治疗耳鸣吗

人工耳蜗可以说是近四十年来耳科最伟大的成果之一，1977 年第一台人工耳蜗问世，她让全聋的患者重新步入有声世界，开口说话成为可能，而且是真正的几乎无差别的听说。

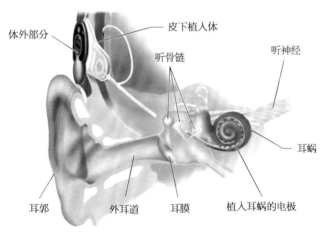

体外部分　　皮下植入体
　　　　　听骨链　　　　　听神经
　　　　　　　　　　　　　　耳蜗
耳郭　　　外耳道　　耳膜　　植入耳蜗的电极

图 23　人工耳蜗植入人体的状态

她的基本构造是一个插入内耳，代替毛细胞功能的纤细的软金属丝，一个植入皮下的植入体，还有一个需要安置在头皮外面的体外部分。体外部分依靠磁性与皮下植入体隔着头皮吸附在一起（图 23）。

体外部分接受并处理声音信号将处理后的信号发送给植入体，植入体将电信号按照一定的规律，通过插入内耳的电极释放，刺激内耳的听觉神经元，产生生物电，传导到听觉中枢，从而使大脑产生声音感知，我们就听到了声音。

接受人工耳蜗植入的后天性聋，也就是出生后由于某些原因导致耳聋，这些耳聋患者有的同时有耳鸣。有些耳鸣严重的患者，在人工耳蜗植入人体开机的那一刻，耳鸣明显降低或消失了。也有的患者出现了耳鸣（4％）和耳鸣加重现象（1％～9％）。龚树生等对国外人工耳蜗与耳鸣的统计显示，耳鸣消失缓解的比例还是很高的，有的甚至接近90％，国内王洪田等对10例语后聋人工耳蜗植入患者进行观察，发现耳鸣接近70％消失或减弱。

从目前耳鸣机制进展来分析，外周声音信号的再次传入，矫正了中枢对外周失传入的代偿有很大关系。目前的耳鸣机制认为，外周声音信号传入降低或消失，听觉中枢相对应的神经元会失去原有的抑制，从而异常兴奋放电，这就影响了其周围的神经元，这种异常的变化，大脑反应为耳鸣。因此，人工耳蜗重新恢复了声音传入，矫正了这种异常状况，消除或降低了耳鸣。

当然，人工耳蜗的声音传入毕竟和原来的耳蜗毛细胞的声音传入还存在差别，所以不能完全消除所有患者的耳鸣。这实际上就类似耳鸣患者如果有较严重的听力下降，采用助听器会降低耳鸣是一样的，不过助听器的助听范围比人工耳蜗要差一些，尤其是高频听力。

因此，对于一些重度、极重度耳聋患者，耳鸣非常严重的情况下可以考虑植入人工耳蜗，一方面改善听力，另一方面可能降低甚至消失耳鸣，极大地改善患者的生活质量。

当然，类似人工耳蜗一样的神经刺激植入体，目前还有很多，如刺激迷走神经，直接刺激大脑的特定脑区，但也都只是处于实验尝试阶段。

总之，人工耳蜗对于耳鸣的改善是有利的，用来治疗耳鸣是可期待的，但需要深入研究作为理论支持，人工耳蜗外形的进展和价格的进一步大众化作为推广基础，相信不久的将来会出现一款合适的产品造福广大耳鸣患者。

⑳ 助听器对耳鸣有帮助吗？ 如何选择助听器

田女士是某医院刚退休的内科医生，由于业务能力高超，对待患者耐心热情，科室一直希望返聘她做门诊工作，这对于田医生而言，本来是发挥余热、助人乐己的好事情，然而田医生却望而却步了，她的苦恼是严重的耳鸣和听力障碍。田医生的双耳听力下降已经有超过 5 年的历史，在自己医院检查的结果是双侧中重度感音神经性耳聋，低频听力明显好于高频听力。耳鸣历史还要长一些，大概有 10 年时间，据田医生讲述，她深受耳鸣的困扰，以前是左耳，现在是双耳，就像蝉在耳边 24 小时不停歇地叫着，尤其是使用听诊器听诊一段时间后，耳鸣声会加剧，这让她承受耳鸣烦恼的同时，也无法和患者自如地沟通，因此，她不得不暂时放弃了退休返聘工作。

后来在家人的一再劝说下，田医生来到了一家专业的听力康复中心，经过一系列评估和试听，听力专家为田医生推荐了具有耳鸣治疗功能的助听器，自佩戴助听器起的 1 个月后，她就感觉耳鸣情况伴随着聆听能力改善而得到了明显的控制，主要表现为：

（1）佩戴助听器后，如果不是听力师询问耳鸣情况，耳鸣声已经不很明显。

（2）过去由于耳鸣影响无法专注聆听对方讲话的情况明显好转。

（3）未佩戴助听器的情况下，耳鸣声仍可听到，但不至于情绪紧张。

（4）在安静情况下使用助听器中耳鸣治疗程序，心情放松。

在取得了令自己满意的助听器康复效果后，田医生准备去试试退休后的门诊工作了，为此她再一次与听力专家做了沟通，听力专家的意见是：劳逸结合，避免大声、理性对待耳鸣，减少情绪困扰。

那么为什么困扰了田医生多年的耳鸣顽疾依靠助听器得到了

有效地控制呢。这要从田医生听力损失类型和耳鸣成因说起。听觉是人类认知世界、与外界沟通的最重要的功能之一，听觉的实现依赖于精妙完整的听觉系统，其中位于我们耳朵最深处的内耳听觉毛细胞是将现实世界中小声、语言声、大声等丰富的声音素材加工后，由机械形式转化为生物放电形式的中转站结构，经过中转站加工，声音进一步以神经冲动方式向听觉中枢传导。这个中转站结构有一个特性，一方面自动加工声音，同时还受到大脑的功能调控，比如说，如果大脑认为本该接收到的声音信息没有接收到，则会调控听觉毛细胞功能，最直接的就是指挥毛细胞比一般情况下更卖力地工作，以保证更多声音信息的传入。

年龄、情绪、噪声、精神压力等原因会造成人耳听觉毛细胞功能受损，其中超过 85% 为高频区听觉毛细胞先受损，一旦受损则无法将完整的频率和强度声音信息传递到听觉中枢神经系统，此时，听觉中枢神经系统在认知过程中发觉应有的声音信息不足，就会调整主要是高频听觉毛细胞的工作量，结果是已经功能受损的听觉毛细胞又要增加工作量，不堪重负，就出现了紊乱的工作状态，"高调耳鸣、劳累加剧"，即是听觉毛细胞紊乱工作时的表现症状。以上是感音神经性听力障碍和与之相关联的耳鸣发生机制，也是文中听力损失者田医生的耳鸣发作机制。

一旦了解了耳鸣出现的机制，助听器治疗耳鸣的原理也就显而易见，即通过助听器给予高频率小声音的放大，使大脑听觉中枢神经系统重新接收到高频小声信息，大脑即停止对于受损的听觉毛细胞的调控作用，受损毛细胞得以休息，紊乱的工作状态得以缓解，耳鸣自然缓解。以下几点可以帮助你在应用助听器缓解耳鸣时效果更佳。

（1）应选择频率补偿范围宽，尤其是高频补偿范围宽的助听器。

（2）应选择通道数较多的助听器，以便针对性调整与耳鸣相对应的频率段声音放大。

（3）应尽量使用开放性耳塞，部分患者在使用封闭式耳塞时耳鸣可能加剧，原理同中枢神经系统反馈调节作用。

（4）停止使用助听器，中枢神经系统调控功能再次出现，耳鸣也再次出现，应给予患者咨询解释工作。

助听器只是针对耳鸣发病原因的治疗，并不是耳鸣引发情绪反应的治疗。作为长期从事耳鸣咨询和治疗的工作者，我们知道耳鸣并不可怕，怎么看待耳鸣则是更为重要的问题，这也是耳鸣人群与耳鸣患者的区别。通常，当第一次出现耳鸣时，大脑会关注到耳鸣声，若耳鸣持续存在，又未进行正规诊治，则可能引发一系列的不良情绪反应，如焦虑、失眠、注意力无法集中等，极少的耳鸣者出现耳鸣声与大脑的边缘情绪系统相关联，这是人体快速应急的情绪反应途径，一旦患者应用情绪系统对耳鸣事件进行管理，则视"耳鸣"为洪水猛兽，又由于听力损失导致的耳鸣无法去除，则患者仿佛每日生活在水深火热之间，其痛苦可想而知。

对于由耳鸣引发的情绪反应，其主要的治疗手段是"话聊"，即"心病还得心来医"，了解耳鸣的原因，缓解患者的紧张情绪。然而，助听器仍可以在其中发挥重要的作用，笔者的理解是，首先助听器创造了一个有利于"话聊"的环境，我们都知道情绪激动的人是无法安静地倾听道理的，通过助听器放大周围声音，背景噪声之下耳鸣声不再突出，就相当于蜡烛光在拉紧窗帘的房间里很醒目，却在窗帘拉开、阳光射入后不再醒目，使痛苦的耳鸣患者有一个放松的机会，暂时脱离了洪水猛兽，并有可能倾听"话聊"。

其次，部分助听器具有声治疗的功能，其原理为利用大脑可塑性可学习的特征，助听器发出类似于耳鸣声的声音混合于患者的耳鸣声中，由于这类声音虽然频率上与耳鸣声接近，但同时具有舒缓的节奏，通过佩戴，大脑的边缘情绪系统与耳鸣的关联度降低，不再认为耳鸣是危险信号，使耳鸣患者从洪水猛兽中脱身而出，这是有效的治疗耳鸣情绪反应的方式，但这个方式用时较长，也需要专门指导。

当然，听力下降只是耳鸣的原因之一，耳鸣的原因还有许多，也不是所有的听力下降都适合佩戴助听器，但当有耳鸣和听力下降时建议去找耳科医生咨询。而助听器的佩戴则需要专门的机构、专业的验配人员。要想取得好的效果，千万不要嫌麻烦。

21 耳鸣治疗有哪些最新进展

耳鸣治疗的方向或者说治疗能达到的效果主要有两个，一个是消除或显著降低耳鸣，这需要清楚耳鸣的确切机制；第二个是消除或降低耳鸣对生活质量的影响，需要理解耳鸣对人产生影响的机制。

（1）耳鸣习服治疗（TRT）

其原理是大多数人对耳鸣这种无意义的声音产生自然习惯，从而逐渐降低了对耳鸣的不良反应。目的是消除听觉与边缘系统和自主神经系统之间的功能性连接，以获得对耳鸣诱发反应以及耳鸣感知的习服。TRT 由咨询和声音治疗两部分组成。咨询的目的是将耳鸣归为神经刺激，回归耳鸣的良性属性。声音治疗是降低声音相关的神经活动的强度。适应于任何性质的耳鸣。有效率 80% 左右，需要连续治疗 1～3 个月才能发挥作用。

（2）认知行为疗法（CBT）

认知行为疗法是一种综合实用的治疗方法，目的是确认并调整存在障碍的行为和信念，达到改善症状，提高日常行为能力，最终治愈疾病。认知行为疗法的三个要点：教育患者、为耳鸣患者提供咨询、心理应对治疗。

认知行为疗法基于人类的痛苦来源于导致痛苦和障碍的学习、异常信念和行为这一认知。认知行为疗法的发展，来源于纯行为学派和认知学派的结合，目前出现了正念减压治疗（MBSR）和接受与承诺治疗（ACT）。MBSR 是集中在训练正念技能，包括不加判断的时时刻刻的关注、洞察情绪、感知和行为。ACT 的要点是降低经验性逃避。更关注的是支持有利的想法和活动。研究显示，认知行为疗法不光对耳鸣效果显著，对听觉过敏效果也很好。

（3）个性化感知训练

这种方法是一种基于游戏的感知训练方法。要求患者对声音进行定位并选择性注意声音，根据个体耳鸣感知进行个性化设计。实际上是训练患者控制自己注意力的能力，可以做到随心所欲地控制自己的注意力，从而将注意力从耳鸣上轻易地转移开，达到不关注耳鸣的目的。

（4）神经调节

包括多模式同步化治疗使用听觉、视觉、本体觉、运动觉、认知系统、边缘系统来调节大脑活动，对抗大脑内异常的神经同步化。治疗时间也需要 3 个月，有效率 75%，可以维持至少 10 个月。

（5）声音治疗

声音治疗尚没有统一的定义，有的定义为所有涉及声音的疗法包括掩蔽治疗，有人则将其定义为除了掩蔽治疗以外的采用声音治疗的方法。包括神经再调节、边缘频率声音治疗、噪声发生器、治疗声音与助听器的联合设备等。助听器本身对于听力中度以上下降的耳鸣有很好的效果，合并音乐治疗效果更好。

（6）神经刺激治疗

脑深部刺激针对对抗大脑内部局部发生的病理电活动，已经证实在帕金森病中有效，而且临床前期的研究以及临床验证证实有几个作用于耳鸣的部位。有一项研究显示听觉皮质和经皮 C2 刺激，消失了纯音耳鸣，降低了噪声性耳鸣。有研究显示经颅噪声刺激降低耳鸣的响度和痛苦。有研究使用听觉皮质电极植入刺激可以改善耳鸣频率与听力损失相一致的耳鸣，对不一致的或噪声样耳鸣无效。

（7）神经刺激加声音治疗

这类治疗是将神经刺激与声音治疗相结合。主要是通过刺激迷走神经来实现神经刺激。

（8）经颅直流电刺激

作用时间短，效果短暂，对耳鸣的响度有抑制作用，但是仅限于阳极刺激。

(9) 重复经颅磁刺激

目前看来不一定是直接针对耳鸣本身。

(10) 高压氧治疗

对突发性聋有效果,对其伴随的耳鸣也有效果。

(11) 人工耳蜗植入

观察显示人工耳蜗植入耳鸣改善率在 $46\%\sim95\%$,一项荟萃分析单侧耳聋植入人工耳蜗的研究中,27 例耳鸣患者中 26 例术后耳鸣改善,1 例无变化,3 例术前无耳鸣的术后未出现耳鸣。

(12) 针灸

针灸治疗耳鸣有作用,但是尚缺乏西方标准的科学证据。

(13) 鼓室注射激素

对于小于 3 个月内的耳鸣进行鼓室注射激素回顾性研究发现,单侧效果好于双侧耳鸣,但是具体的机制尚不清楚,对于突发性聋合并的耳鸣,应该是直接作用于受损的毛细胞,对于一些中耳肌肉阵挛的耳鸣,作用点则是痉挛的肌肉。

(14) 肉毒毒素局部注射

对腭肌阵挛或中耳肌肉阵挛有效。

(15) 药物

药物治疗对某些耳鸣有效,但是应用前无法准确判断何种药物对何种耳鸣有效,主要还在于有些耳鸣的具体病因不清楚。最新的观察研究显示对于无听力下降的耳鸣患者,补充复合维生素 B 族可能有益处。但药物更多的是针对耳鸣伴随的症状比如失眠、情绪不稳定,而不是针对耳鸣本身。

22 耳鸣声音治疗的具体方法及注意事项有哪些

声音治疗顾名思义就是使用声音来进行治疗。

声音治疗的内容包括部分掩蔽作用、训练大脑控制对耳鸣的注意、舒缓大脑的紧张的情绪状态;认识耳鸣的发生机制以及无害性。这是一个需要付出精力和时间去学习的过程。

具体步骤:

第一,充分了解了耳鸣没有伤害。

第二,通过适当的方法解决睡眠、听力下降和寻找产生焦虑恐慌的原因。

第三,选取一段适合音乐。耳鸣之光网站 www. tinnitus-light. org 上有各种自然界的声音,也可以借助目前许多的耳鸣治疗APP 的音乐。总之,这些音乐不会让你产生情绪变化或与你不好的经历产生联系,其应该是无明确涵义的、舒缓的背景音乐。

第四,听音乐时,应该在一个相对安静的地方,最好不要用耳机,用合适外放音乐比较好,也可以用头戴式耳机,最好不要做其他的事情,全神贯注地进行治疗。

第五,听音乐的音量以与耳鸣的响度差不多,这样的音量可以让大脑同时感受到耳鸣和音乐。

第六,让大脑努力去听音乐,做到不去注意耳鸣,成功的状态是当耳鸣和音乐同时存在时,只听到了音乐的声音,处于无耳鸣状态。训练一段时间后,可以试着去注意耳鸣,然后再次努力控制大脑只听音乐。在此期间,注意耳鸣的次数很少,持续时间不要很长,这样反复的目的是训练大脑转移注意力的能力,最终可以获得在任何时候将注意力从耳鸣转移到其他事情上去的能力,同时让大脑适应将耳鸣作为背景音,这样可以利用大脑对不注意的声音进行主动抑制甚至忽视的能力,最终实现对耳鸣的漠视甚至消失。

第七,音乐治疗的时间相当于学习过程,因此要在大脑最适合学习的时间和时长中进行,一般一天 3 次(睡前一次最重要),每次持续 30 分钟。每天坚持专心听音乐不少于 2 个小时,一般需要坚持3~6 个月效果才会逐渐显现,康复需要的时间视每个人的学习能力而定。

23 老年人如何选配助听器

(1) 要对听力问题有正确的认知

老年性听力损失是老年人常见的器官衰老现象，无需特别惊慌，但要正确认知。以下几点要注意。

► 老年性听力障碍有一个由轻度障碍起始，逐步加重的过程，早期多出现听得到但听不清，此时是开展听力康复（这里指助听器验配）的最佳时间，尽量不要错过。

► 早期老年性听力损失主要病变在声音传递部分，即负责声音频率和声强调节传输的听觉毛细胞，如果一直延误而不进行听力干预，最终继发大脑听觉中枢处理器退化。

► 听觉细胞一旦损伤，不可再生，目前也无药物治疗。

► 早发现、早干预、早康复是重要的听力康复三早原则。

(2) 要对听力康复有一个正确认知

► 不是助听器的品牌决定了佩戴助听器的效果，而是听力师是否能根据你的听力损失和具体问题给出适合的听力解决方案。因此，耐心地找到一个信得过的、可以长期提供科学规范服务的机构是最重要的，如医院的听力康复中心或者具有良好资质的非医院听力康复中心。

► 佩戴助听器并正确进行听力康复，可以保持听觉中枢的活跃度，但通常而言，不会因为佩戴助听器而引起听力测试结果变化，即通常不需要担心越戴越聋，除非你在非专业场所选择了不合适的助听产品。

► 助听器是电子类产品，是听力损失后最有效的康复工具之一，可以帮助你重回有声世界，但助听器与听力正常时的听觉功能还有很大差距，通常听力损失超过 60 dB HL，在嘈杂环境下聆听清晰度的差异就越来越明显，要对这个现象有所估计。

► 助听器不是灵丹妙药，不会一戴就好，越有耐心听从听力师给予的听力指导，最终收益越多，这个过程（反复调试）可能需要持续几个月。

▶ 助听器是精密的电子类产品，日常要注意维护保养，同时也要选择售后服务能力强的听力服务中心验配助听器。

国外统计数据显示每年至少有 30 万台、使用时间不超过 4 年的助听器被扔在了一边，另一组数据显示大约一半的听力损失患者未使用或很少使用已经购买的助听器。听力损失患者选择却没有使用助听器的原因有：①放大的声音太吵；②背景噪声太强；③样式不美观；④佩戴及使用不方便。这些问题基本都可由专业的听力服务中心解决。

因此，当老年人出现听力问题，切勿惊慌失措，在正规医院的耳科接受科学咨询检查，找到值得信任的听力康复中心，可以让老年人获得最佳的助听效果。

24 已经适应的耳鸣突然加重如何处理

耳鸣患者经过一段合理的治疗和心理调节，耳鸣逐渐会趋于平和，被大脑接受，默认为无害现象。这种状态持续，如果没有波动，会慢慢向好的方面发展，最终达到消失或刻意关注才能意识到的状态。但是人所处的社会，由于人与人、人与自然的互动，总是处于波动之中，不可避免地受负面情绪影响，这对耳鸣患者是不利的。因为这些负面事件对人情绪的影响，首先表现为耳鸣突然的加重，尽管这是人体正常的反应，正如紧张时心跳加速、出汗一样。但是对于耳鸣患者来说，可能更容易过度紧张，从而进一步扩大负面事件对自己的影响，耳鸣也被无限放大。此时，往往注意力已经从负面事件转移到了耳鸣。这种转换从机体的反应来说，本身是好的，首先解除了负面事件对人体的进一步伤害刺激（要知道负面事件会引起机体各方面的不利影响，长期处于这种状态会引发器质性病变），其次将关注点集中到对人体无害事件——耳鸣上来。如果患者已经彻底了解了耳鸣,耳鸣的加重并不会引起很大的波澜,只需要做好下面几个降低波澜的事情就可以很快疏导,降低耳鸣。第一,不能一个人待在安静的环境下;第二,多想一些如家人安好、生活稳定等乐观、阳光的事情,想方设法让自己保持愉悦的心情;第三,可以找几个好朋友谈心或一起做事(不建议过度饮酒,往往会加重耳鸣);第四,一定要明确人作为一个生命体来说最重要的是健康和家庭,其次才是作为社会人去承担对应的责任,极少数情况需要牺牲健康,而这种情况目前看基本上没有;第五,如果担心或感觉到听力下降,需要去做一个听力检查,与之前的对比一下(所以耳鸣患者保留一个最初的听力图非常重要,临床上往往会碰到患者不注意保留听力图,使得对听力的变化缺乏准确判断,而且往往会被按照突发性聋而过度处置),如果正常不需要特殊处理,如果下降需要及时就诊耳科;第六,可以将自己处于舒缓的音乐环境做一些适当的体力活动,而且需要保持良好的心态;第七,如果上述处理仍然无法缓解,给你的心理医生或耳鸣专家打电话。

通过以上这些方法,可以让异常兴奋的大脑趋于平静,需要尽可能地从耳鸣上转移注意力,一旦听到耳鸣,马上控制自己去想别的事情,而对于负面事件也要反复的拒绝涉及。一般需要几天到几周的时间,耳鸣会重新归于代偿状态。当然如果你的代偿状态是之前通过音乐治疗来达到的,可以重新开始音乐治疗就可以。如果同时出现失眠状态,而自己无法自行调节,则需要通过医生提供药物控制一下,因为失眠往往和耳鸣是互相恶化。

25 得了耳鸣应该怎么办

耳鸣是一个比较常见的疾病症状,据统计高达 90% 的人群在一生中会经历耳鸣,多数会自己消失,有大约 20% 的耳鸣会长期存在。

耳鸣如此常见,针对耳鸣的虚假信息又非常多,那么得了耳鸣,应该怎么办呢?

　　看医生是比较合理的，当然是正规医院的医生。但不是所有的医生都对耳鸣很重视，因为许多耳鸣会自己消失，那么怎么样可以及早发现需要治疗的疾病呢。

　　首先，使用简单的方法判断一下自己的听力是不是也下降了。可以捂住一个耳朵，测试对侧耳听手表声音，然后换另一只耳朵，看是否不一样，也可以和别人比较，也可以听手指刮纸片的声音。

　　其次，要考虑一下是否有诱因，比如感冒、疲劳、生气、巨大噪声经历、耳痛、眩晕等。

　　最后，如果短时间比如数小时或1天没有缓解，就应该去就诊，接受的检查包括外耳道、耳膜有无异常，做电测听（纯音听阈测试）检查明确有没有听力下降。

　　一般来说，如果检查都正常，多数情况下可以改善诱因或服用一些药物来等待耳鸣缓解。这段时间可以是一周，但其间如果有耳鸣加重或出现更严重的问题要再次就诊。一周后没有缓解，找专门治疗耳鸣的医生就诊比较合理，因为在这里可以得到更加全面的评估和恰当的针对耳鸣的咨询与治疗。

26　何为耳鸣的代偿与失代偿

　　耳鸣是指没有外界声源存在的情况下，感知到的声音，而且这种声音是无意义的声音，才称为耳鸣。对于有含义的声音或讲话声属于精神科范畴，不属于耳鸣。耳鸣多数情况是耳朵受损或人体状态下降（或许这种全身状态下降就是中医认为的肾虚表现），出现的一种适应性反应的外在表现，提醒人们身体可能存在问题。但是其本身只是起到警示作用，而不存在严重危害。因为毕竟是一种物理表现，不是次声波，也不是辐射，不存在引起人体损伤的基础。

　　这种现象之所以会引起大脑的高度警觉，就在于大脑能追踪可疑信号，并进行经验判断其是否具有危害性。这是大脑的优点，是提高注意力、启动学习和思考的必备条件。但是由于个体之间的差异,不同的大脑处置信号方式不同,经验不同,有的草草而过,有的会追根问底,从而有不同的发展结果。有的人很快对这种信号漠视,一旦信号被大脑漠视,这种信号将会逐步被大脑所消除(留出足够的内存解决关心的问题,毕竟大脑的资源是有限的),也就不对人的意识活动产生任何影响,从而处于无害状态,称之为代偿期或适应期。处于这种状态的耳鸣是不需要就诊或寻求医生帮助。但是需要提醒患者,应该明确其听力是否存在下降或变化,如果听力存在变化,尤其是下降趋势,建议去耳科就诊做个详细检查排除已知的疾病可能。

有的人由于既往经验原因,认知程度原因,加之对网络泛滥的虚假信息误导则会处于不利的情绪状态,而这种状态的存在多数被归咎于耳鸣这个无时无刻不在的声音上,从而与情绪系统结下不解之缘。从此被患者的大脑所时刻关注、记忆,大脑的注意力也几乎完全消耗在耳鸣上,精力下降,无法从事正常的工作,思考。从而被无限放大,这时的耳鸣成为影响生活质量的替罪羊(实际上是患者自己的主观能动性在其中发挥主要的作用),这种状态为耳鸣的失代偿期。由于患者的生活质量、日常工作受到影响,所以需要医生的帮助。医生的作用除了排除已知的可能疾病,最重要的工作是帮助患者将耳鸣与情绪系统的不合理联系切断,让大脑努力不去关注耳鸣,让大脑的记忆系统忘记耳鸣。而所有这些工作的关键还是要发挥患者自身的主观能动性,解铃还须系铃人。

27 为何说治疗耳鸣不是仅治疗耳鸣就行了

耳鸣并不是一种疾病,其只是一个症状,也就是疾病的一个表现,要治疗耳鸣必须尽可能找到引起耳鸣的原因,才能治疗耳鸣。寻找耳鸣的原因就需要详细询问病史,仔细认真的查体,选择性的辅助检查,而听力检查是必不可少的,不能因患者自我感觉听力正常而不做,因为自身只能感知言语频率的声音,对于高频听力的感知,很明显只能通过听力检查来判断,因此耳鸣的诊断治疗,离不开听力检查。既然耳鸣的病因很多,当存在多个可能因素时,就需要先把显而易见的可能原因排除,才能一步一步解决问题。如外耳道炎、中耳炎、耳膜穿孔,当这些因素存在时,就需要先解决,当然这不代表解决这些因素就解决了耳鸣,但是目前尚没有方法可以分清耳鸣具体原因的情况下,只能先把这些因素排除。

中耳炎耳膜穿孔早期处理效果好于后期,往往只有一个穿孔时,感觉没有任何影响,为什么要去处理？若处理不好,还可能引起并发症。但耳膜穿孔,就好比家里的房门或窗户破了,短时间不处理问题不大,时间长了,屋内就落满了灰尘,再久了家具就慢慢损坏了,这个过程尽管缓慢,却在进展,等里面东西都坏的差不多了,再处理,就难以获得最佳的效果了。耳膜将中耳与外界隔绝,起到保护中耳结构的作用,中耳的空气无论是温度和湿度等都不同于外界环境的空气,因此耳膜穿孔早处理,才能最大限度地获益。这就是所谓的防微杜渐吧。同样,当耳鸣患者来治疗耳鸣时,耳膜穿孔和中耳感染都是首先需要解决的问题,耳鸣最可能的原因毫无疑问首先考虑耳膜穿孔或中耳感染。

耳鸣另外一个重要的可能原因听力下降(耳聋),很多患者来看耳鸣,会对医生说"只要解决耳鸣就行,耳聋不需要处理",诚然,听力下降可能对患者来说不是主要症状,但是症状往往是相互依存的,医生很难只针对一个症状处理,而不管其他症状。对于耳鸣患者来说,解决听力下降就是治疗耳鸣的一个重要的方法。

28 耳鸣合理的诊断流程是什么

当一个以耳鸣为主诉(患者主要的就诊目的)的患者来到诊室时,医生如何合理的询问患者的病史,引导患者处于放松状态去回忆发病的可能原因和伴随症状,如何做相应的检查对于获得可靠的诊断线索和依据非常重要。往往有的患者因为紧张等原因遗漏或忘记了重要的线索，使得病情判断出现偏差。本文主要从耳科医生角度来讨论一下针对耳鸣的合理的问诊程序，供大家参考。

患者来到诊室，医生以简单随和的问候和指引患者就坐，报以微笑，对于缓解患者就诊紧张有一定的帮助，整个问诊过程如同朋友之间的聊天比较好（当然不是聊家常一样，那样时间上不允许也没有必要，至少目前我们的发展水平还达不到可以恣意的浪费时间，无论对医生还是候诊患者来说都是没有道理的）。

从患者的语言和表情可以初步判断患者是否处于焦虑状态，并在整个问诊过程中进行适当的安抚，患者的性别和年龄对于问诊的侧重点有帮助，耳鸣之前的状态比如年轻人以熬夜多见，噪音环境经历多见，戴耳机常见，老年人和成年人睡眠问题，情绪问题，人际关系为主。女性侧重于孕期和更年期。儿童多围绕听力和咽鼓管功能方面。

病史询问一般从耳鸣发生多长时间开始，然后让患者描述一下耳鸣的声音特点或选用不同的低中高三种音叉大体估计频率范围（一般低频可能提示低频听力下降或咽鼓管功能问题或血管性耳鸣，中高频可能伴随高频听力下降或生理性耳鸣），询问患者的耳鸣是否有类似脉搏搏动的节律，呼吸样的节律或钟表样的节律，是否伴随听力下降（是指患者自己感知到的听力下降，如果有务必明确与耳鸣发生的时间前后关系），头晕或眩晕（如果有需要询问是否有旋转感或漂浮感，这种感觉的持续时间，需要向患者提示是几秒钟，几分钟还是几小时几天，我们知道大体上几秒钟频发考虑前庭阵发症，20秒以上小于4分钟考虑耳石症，5—20分钟以内考虑血管原因，20分钟至12小时考虑梅尼埃病，持续几天考虑前庭神经元炎，时间不恒定考虑偏头痛），耳闷涨感，耳痛流水情况。

耳鸣之前有无诱发因素（患者认为的可能的引起耳鸣的原因），比如噪音环境，长时间戴耳机，失眠，熬夜，情绪激动，压力大，吵架，过度饮酒，饮食异常，外力，感冒或咽喉不适，既往耳流脓史等。

完成前面的可能诱发因素以及症状本身特点后就需要在其指

引下进行针对性的查体等辅助检查了。

检查外耳道、鼓膜是必须进行的。发现了耵聍栓塞进行相应处理后观察耳鸣变化，鼓膜穿孔流水做针对性处理，鼓膜完整一定不要忘记看一下松弛部上方的骨质（很多上鼓室胆脂瘤往往只是在这个位置有少许痂皮，很容易被忽视，而使病变持续发展），鼓膜外耳道检查完后，如果考虑血管性耳鸣，颈部压迫试验（压迫颈内动脉和静脉走行区域看是否有耳鸣减轻消失情况，当然阴性并不能排除，因为有些耳鸣在检查时患者感觉不到）。对于伴随的眩晕症状需要考虑病变侧别时，闭目难立（Romberg）和原地踏步（Fukuta）检查是很好的诊室检查。对于多数单位来说门诊进行耳石症的检查也是选项。

下面就是进行辅助检查了。

耳鸣患者听力检查（纯音听阈测试，以前称为电测听）是万万不能缺少的，即使患者感觉听力正常（门诊确实会碰到患者认为听力正常不肯做听力检查的情况，这种情况只能说要么做，要么没有办法诊断治疗），而且建议即使之前在外院做过，也建议再复查一下，对比往往会发现问题。

声导抗（包括鼓室图和声发射阈值，单纯的鼓室图意义不大）一般和纯音听阈测试同时进行。

耳声发射一般在纯音听阈测试完全正常的情况下采用，可以弥补纯音听阈的不足。耳声发射可以测试外毛细胞的功能，一般间接提示耳蜗是否存在微细的损害。

对于 ABR 等检查根据情况和疾病的需要选择使用。

拿到听力图后，就能大体判断患者耳鸣的诊断了，也可以决定是否需要进一步影像学检查。

如果双侧听力不对称是建议内听道增强 MRI 检查的，传导性聋或混合性聋是建议高分辨率 CT 检查的，考虑血管性耳鸣是需要特殊 B 超检查和择期高分辨率 CT，以及 MRV＋A 检查的。

如果考虑咽鼓管功能不良，及时（病情不像急性期，没有治疗观察的必要)或择期鼻内镜检查(病情时间短,可以治疗观察再定)是有必要的,如果发现问题进一步考虑增强 MRI 或鼻咽部活检。

如果考虑梅尼埃病,一般典型的症状加听力检查可以明确诊断,当然有条件做内耳膜迷路造影 MRI 是比较合适的,即可以排除其他疾病又可以明确膜迷路积水。

如果考虑突发性聋,那么急性期以对症治疗为主,后期根据情况排查内听道增强 MRI 是选项。

29　非对称性耳聋、单侧耳聋要不要干预

目前一般情况下,耳聋的非药物性干预(药物性干预目前认为超过 6 个月就没有必要了)包括助听器、人工中耳和人工耳蜗三大类,一般根据各自适应范围和个人的需要来选择干预措施,但是有一类耳聋患者是否需要干预存在争论,即单侧或双侧不对称耳聋患者,尤其是自幼单侧耳聋的患者,这类耳聋包括全聋和部分聋。对于已经跨入成人社会的患者来说,似乎考虑的因素比较明确,只要患者本人有意愿,就可以尝试干预,至于效果,只从患者的听觉感知来判断就可以了。但是对于偶尔发现的单侧耳聋小朋友来说,问题就复杂多了。从语言发育和听觉感知角度来说,肯定是双耳聆听好于单耳聆听,比较明显的感知就是双耳聆听的方向感,单耳聆听是体会不到的,至于大脑语言中枢的发育,言语交流方面尽管研究显示存在差异,然而对于现实来说,差别就不一定明显了。但是一个带着助听设备的小孩子在学校里受到的关注以及对孩子心理的影响则是一个值得考虑的重要因素。小孩子具有发现差异,探索不同的强烈行为特征。

在临床上,耳科医生常见的单侧耳聋是儿童,多数是在进行耳机听音乐时偶然发现自己的一个耳朵听不到的,而在此之前并没有任何症状,也就是说单侧耳聋没有引起任何不良情况,包括语言发育、日常活动、学习、娱乐等。完全和正常人一样。这种偶然发现往

往往让家长很惶恐，担心耽误治疗，而多方求医。多见幼时同侧腮腺炎（俗称大嘴巴或炸腮）病史，并且让人失望的是即使及时发现、积极治疗也无法改变病程的发展。那么，这种情况的耳聋到底需不需要干预呢？如果干预，什么时候合适？这个问题相信很多人有过思考，这里从纯听力学角度来做一分析，仅供大家参考。

单侧聋（single-sided deafness，SSD）或不对称性听力损失（asymmetric hearing loss，AHL）患者常由于双耳总和效应及静噪效应缺失，出现头影效应，使得患者在复杂声环境下的言语理解能力及声源定位能力明显不足（这里需要说明一下，儿童的大脑有很强的适应能力，会认为自身的状况是正常的，所以孩子都是无意间发现差异，而实质上没有任何不适）。未干预的单侧聋不利于中枢发育，如果先天性单侧聋的干预错过了发育早期的敏感期，将会影响双耳听觉（不是影响正常侧听力本身）。对单侧听力损失的患者是否需要干预一直是个有争议的问题，但已有数据表明单侧听力损失的患者可通过佩戴助听器或植入人工耳蜗改善交流情况，2013年《美国听力学指南》和2017年《中国婴幼儿听力干预指南》中均建议对此类婴幼儿在条件许可的情况下尽早干预（这里需要注意这里纯粹是单从听力学角度考虑）。目前常见的解决方案包括普通助听器（HAs）、信号对传式助听器（CROS-HAs）、双侧信号对传式助听器（BiCROS-HAs）、骨导助听器（bone-conductive devices，BCDs）及单侧人工耳蜗（CI）植入。

下面分四类情况进行分析。

（1）一耳听力正常，一耳听力极重度感音神经性听力损失

此类患者通常的干预方案如下。

▶ 单侧人工耳蜗植入：2.5岁之前考虑单侧聋患者人工耳蜗植入后可以利用大脑可塑性重获双耳听力，双耳聆听可以克服头影效应、利用双侧静噪效应和双侧总和效应改善听力和提高声源辨别能力。

▶ CROS助听器：采用CROS-HAs，两耳需同时配戴主听、辅

听两只助听装置,辅听装置配戴于全聋或极重度聋一侧耳,实现本侧信号接收并传送到对侧耳的功能;主听装置配戴于听力正常耳上,实现接收及放大对侧信号的功能,两侧的将语音信息传到健耳,从而改善患者的言语分辨能力,但如果好耳听力好于 35 dB,不建议使用。

▶差耳选配超大功率助听器:由于听力损失程度较重,听损时间较长,其言语分辨能力衰退严重,戴上助听器后可能会出现"听见声音却听不清楚说什么"的情况,需要进行好耳听觉遮蔽和听觉训练。

▶骨导助听器(BAHA):软带 BAHA 可以让幼龄患儿尽早进行听力干预而无需手术,但会面临皮肤及软组织带来的高频声能衰减问题,目的是提高好耳聆听的信噪比,但无法建立双耳听觉。

(2) 一耳听力正常,另一耳传导性听力损失(单侧小耳、中耳畸形)

此类患者通常的干预方案如下。

▶传统气导助听器:若患侧耳可耦合气导助听器,则首选气导助听器。

▶骨导助听器:植入到颅骨上的骨传导装置,可以将患侧声音直接传递到耳蜗;BAHA 软带系统通过一根有特定弹性的软带将声音处理器及其基座箍固在额头或者耳后,基座与配戴者头骨接触,从而将声音通过头骨传递至耳蜗。软带 BAHA 可以让幼龄患儿尽早进行听力干预而无需手术,但会面临皮肤及软组织带来的高频声能衰减问题。

干预目的最主要是避免差耳发育性听觉偏侧形成,为今后手术后取消助听器佩戴打下基础。

(3) 一耳听力正常,另一耳听力为中重度感音神经性听力损失

此类患者通常的干预方案如下。

差耳气导助听器，但需要特殊调试方案，单侧听力损失一般伴随迟发性听觉剥夺，需要将耳间差调试到与好耳≤15 dB，否则差耳还是不能用起来，一般选配大功率 CIC 就可以满足外观和效果的需求。

听觉剥夺时间过长，不能适应放大的，可以考虑 CROS 助听器。

（4）双侧不对称听力损失（一耳中度感音神经性听力损失，一耳重度极重度感音神经性听力损失或全聋）

此类患者通常的干预方案如下。

双侧助听器干预：优耳选配传统气导助听器，差耳选配大功率助听器。

BiCROS 助听器：BiCROS 辅听耳装置配戴于全聋或极重度聋一侧耳，设有本侧信号接收及传送到对侧耳的功能。BiCROS 主听耳装置配戴于损失较轻的一侧耳，装配了受话器、麦克风、放大器、对侧信号接收器。

儿童或成人要求高的，可以考虑双模干预。差耳植入人工耳蜗，右耳选配传统气导助听器。

因单耳聋造成的听觉功能的失调或能力下降给患者带来生理、行为、心理、生活等障碍，尤其对儿童发展存在影响，对于患者的诊断和干预应该是一个全方位、多层次的过程，基于评价生理和心理的获益程度，通过选择气导助听器的特殊验配方案、CROS 助听器、骨导助听器到人工耳蜗等康复手段，为患者量身定制出可行的听力干预方案，并通过客观和科学的评估来确定康复效果。

综上所述，单侧耳聋是否干预，需要多方考量，尤其是儿童，应该从孩子的全面发展来综合考量，听力正常仅仅是健康成长的一个条件，不是全部，而自幼习惯单耳的个体，完全可以和正常人一样的交流，无须过度担心。

㉚　中耳炎术后引起耳鸣的原因有哪些

　　中耳炎这里是指慢性化脓性中耳炎，具体表现为耳朵反复出现渗液，听力下降，检查显示耳膜穿孔。这类疾病常规需要手术清理病变和修补耳膜和（或）重建听骨链。病变不严重时，采用单纯的修补耳膜手术，手术损伤比较小；病变较重或合并胆脂瘤时，听骨链破坏，手术复杂，损伤相对较大。上述手术的操作过程都涉及对听骨链的扰动，手术常规需要耳膜内侧填充物填塞，用来固定修补耳膜的材料和重建的听骨链。对听骨链的扰动和填充物的填塞都可能是耳鸣的原因，有的病变严重会破坏内耳结构，清理病变后还会直接干扰内耳的功能，甚至引起听力下降，也可能引起耳鸣，极为罕见的手术合并突发性聋，也可能出现耳鸣。下面就这些耳鸣出现的原因进行解析，并就其可能的转归和应对方法进行探讨。

　　(1)　填塞物的原因

　　中耳手术常规填塞物包括明胶海绵等生物材料，这些材料是可以水化从咽鼓管排出或吸收的。有人会感觉有耳鸣，通常是低频音，中耳有填塞物，引起耳鸣的具体机制还不能肯定，可能和声音传入降低，对中耳肌肉的刺激等有关。这种耳鸣大多数在术后即刻出现，随着填塞物的慢慢排出，会逐渐消失。填塞物的排出时间也差别很大，几周到几个月不等。这种耳鸣一般不需要特殊处理，如果患者感觉不能耐受，可以使用音乐转移注意力。一般这种情况引起的耳鸣持续不超过 1～3 个月。

　　(2)　听骨链的扰动

　　听骨链的扰动在手术过程中是不可避免的，但一般没影响，但过度的扰动就会对内耳造成影响，这类似于外伤引起的听骨链过度运动，这种情况引起的损伤多数不会有症状表现，少数会引起耳鸣，甚至高频听力下降，这种耳鸣可能会隐藏在填塞物引起的耳鸣中，在填塞物引起的耳鸣消失时出现。这种情况早期可以使用营养神经和改善微循环的药物，后期需要音乐治疗。

(3) 对耳朵的刺激

患者在手术前就存在高频听力下降，这种情况根据目前的耳鸣产生机制来看是存在耳鸣的，只是已经代偿，患者自己并没有感觉到。手术操作对内耳的刺激、手术对患者情绪的影响都是耳鸣的诱发因素，从而感觉到耳鸣，这种耳鸣不需要针对耳朵的药物，可以使用音乐治疗。

(4) 手术后恢复不良

大多数手术是可以成功解决问题的，但确实有手术失败的情况，如修补耳膜生长不良，穿孔仍然存在，或耳膜尽管完整，但中鼓室粘连，不能达到正常的含气腔，或听骨链再次移位，听力没有改善，这些因素都可能引起耳鸣。对应的处理包括有的需要再次手术，有的不适合再次手术。对于耳鸣的处理主要还是针对性的解决没有解决的问题，同时结合耳鸣综合治疗。

(5) 合并突发性聋

这种情况是极少见的，或者罕见。正常人也会发生突发性聋，所以在手术群体中发生是可以理解的，之所以罕见，是因为突发性聋的发生率低，而且要刚好在手术期间发生，概率就更低了，而且是全聋。出现这种情况，考虑是某种因素造成了内耳的损伤，80%的患者会伴有耳鸣，这种耳鸣不需要特殊处理，只要按照突发性聋来治疗就可以，后期如果恢复不良，还有残余听力的可以使用助听器改善听力，音乐治疗改善耳鸣，完全没有听力的需要人工耳蜗植入恢复听力和改善耳鸣。

总之，耳鸣是一个极细微的人体感受，引发的原因极多，中耳手术这种操作是一个重要因素，但多数情况会在因素消除后好转，而且中耳炎本身引起的耳鸣多数也会随着手术的成功而减轻或消失，少数需要经过耳鸣的综合治疗来逐步改善。

㉛ 夜间醒来耳鸣异常显著怎样应对

耳鸣是常见的耳科症状,表现为耳朵或颅内的响声,大多数耳鸣是机体的一种警报或代偿反应,一般经过合理治疗可以不影响生活工作或消失,少数需要特殊的干预。

耳鸣患者如果合并睡眠障碍就会让情况变得复杂一些,因为夜深人静时,稍有声音就显得比较明显,而对于耳鸣患者来说更是如此,耳朵的外界传入在夜深人静时几乎降到了最低,对大脑的抑制消失,此时耳鸣可能会异常增大,让人不知所措,下面主要是针对夜醒耳鸣异常增大的情况来谈一下应对方法。

首先,此时并不是耳鸣加重的表现,而是正常现象,因此应该尽量放松心态,保持平静,在此基础上尝试下面的方法。

在条件允许的情况下,可以使用声音或音乐来增加耳朵的传入,不但可以改变大脑活跃区,还可以转移注意力,比如流水声、瀑布声等自然界的声音,也可以是自己平时喜欢的舒缓的轻音乐。

采取兴奋迷走神经的方法。迷走神经是一根粗大的传入神经,其传入主要来自消化系统,目前对其的研究还不透彻,但确实存在通过刺激迷走神经治疗耳鸣的研究。兴奋迷走神经除了直接刺激(这个患者自己不好操作,针灸可能和这个有关),还可以进行饮食刺激,喝水、吃东西都可以。

采取冥想或正念的方法,但是需要训练。需要平时积累,临时抱佛脚不行。

如果实在睡不着,临时吃点起效快的睡眠药物也是可以的。

当然,如果之前没有耳鸣或耳鸣轻,出现这种情况还要排除突发性聋的可能,需要注意是否听力出现问题,简单的测试方法是使用有声音的东西左右试试是否一致,如果发现明显不一致,需要尽早就诊。

32　如何正确认识耳鸣患者的正面认识和负面认识

耳鸣作为一个症状，可以出现在许多疾病的发生过程中，可能是这些疾病的病理机制影响到了听觉通路的信号传递或营养供给，也可能是人体的某种状态引起了人体警觉系统的参与，而耳鸣可能是服务于警觉系统的反应。不论何种情况，耳鸣作为一种声音感知，不可避免与人体的心理反应存在互动，这可能是人与动物极为重要的区别之一。人的心理可以影响疾病的进程，也早有案例和实验证据可循。对于耳鸣，因人而异，产生的心理也不同，直接决定了耳鸣对患者的影响程度有多大，患者脱离耳鸣困扰的难易程度有多大。人对耳鸣的认识或是认知是处置耳鸣的医生应该重点关注的问题。而耳鸣患者了解这些潜在的差异，也有助于及早脱离耳鸣的困扰，回归健康之路。

人对耳鸣的认知（正面或负面）或是针对耳鸣发生的心理变化主要基于个人对疾病的认知，个人的知识体系和个人的情绪系统稳定与否。

负面认识是对疾病的错误消极认识。负面认识的产生，多数情况下是缺乏相关知识的基础上，接受了错误的信息。这种错误的信息包括信息本身是错误的，如"久鸣必聋""耳鸣无法治疗"等和个人对信息错误的理解，如耳鸣可能是听神经瘤（良性病变，发生率不高）的一个表现，理解为自己的耳鸣就很可能是听神经瘤引起的。负面认识一旦产生，患者就会处于惶惶不安的情绪状态中，将各种不适归于耳鸣，陷入困境。从而不断产生心理疾病的各种表现，失眠、焦虑、敏感、怀疑等。

对于这种情况，多数患者很难自己从其中走出来，此时，除非找到可以消除的耳鸣病因，否则无论何种治疗都是徒劳的，医生针对这种患者应该通过积极的心理疏导，寻找患者的症结所在，让患者从负面认识中走出来，包括提供准确的信息，建立正确的认识，合理地解决失眠和情绪不稳定。适当的药物和物理措施也是可行的,前提不能增加患者额外的负担。

正面认识是对疾病积极向好合理的认识。建立正面认识,处置负面认识是重要的治疗过程,实际上有很多人具有建立正面认识的能力。这种能力可能是认识不足,从而大脑选择忽略的体现,可能是大脑有明确处理轻重工作任务的认知能力,也可能是知识体系的完备、逻辑思维能力强的表现。耳鸣往往在出现不久会随着诱因的消除而自行缓解,正面认识是该过程顺利进行的保证,即使耳鸣存在也不影响工作和正常生活的前提。

耳鸣的治疗是需要从改变患者对耳鸣的认识入手,当患者具有了正面认识,赋予良好的心态,治疗会异常顺利。若忽略这一点,医生的努力和最终的结果会背道而驰。这也是医生和患者只有同心协力才能消除疾病的体现。

33 治疗耳鸣一定要用药物吗

关于耳鸣的治疗,方法有很多,不同原因,不同阶段,都有不同的策略,但是在和耳鸣患者进行交流时,总会被耳鸣患者要求能不能开点治疗耳鸣的药物这个问题,即使医生已经给患者解释了很多,已经给予了很好的方案,但是患者似乎不吃药物,就不能治好耳鸣似的。

那么耳鸣治疗是不是一定需要药物治疗呢? 答案是否定的,而且即使使用药物多数情况也并不是针对耳鸣这一症状本身,因为耳鸣只是一个疾病的表象,或者说目前并没有针对耳鸣的药物,所谓的药物治疗都是针对引起耳鸣的原发病或诱因,当耳鸣的原发病稳定不需要处理时,也就不需要药物治疗了。

咽鼓管功能不良常引起的症状就包括耳鸣,此时医生的用药方向就是改善和恢复咽鼓管功能,并没有针对耳鸣本身的药物,当咽鼓管功能恢复后,耳鸣自然就消失了。

梅尼埃病最常见的症状也包括耳鸣，而针对梅尼埃病的膜迷路积水进行适当的药物治疗，梅尼埃病得到控制，耳鸣就会消失或改善。很难说这些药物是针对耳鸣的。

突发性聋往往伴有耳鸣，或以耳鸣为前驱症状，此时的治疗就是挽救缺血缺氧状态中的毛细胞，当成功挽救后，耳鸣症状多数消失，当挽救失败或部分成功时，也就是听力恢复一部分，耳鸣可能减弱或消失，但也可能逐渐演变为大脑对听力下降的代偿反应而持续存在，此时没有药物针对耳鸣的，目前的方法最常见的就是改变大脑的代偿来改善和消失耳鸣。

比较多见的是大脑对听力下降的代偿反应和情绪障碍的伴随耳鸣。这些耳鸣往往由于患者出现情绪问题或失眠来就诊，所以需要同时给予药物治疗，但是药物本身并不针对耳鸣，而是针对情绪障碍或失眠的，耳鸣本身则是依靠声治疗来处置。

目前针对耳鸣这个疾病症状的治疗方法是声音对声音，没有特效药物。所以，耳鸣治疗不一定要靠药物治疗，耳鸣患者在拿到药物时，也不需要在意药物说明书没有治疗耳鸣的选项。

34 听神经瘤一定有耳鸣吗？ 听神经瘤是良性还是恶性的？ 治疗效果如何

耳鸣患者最为担心的问题包括耳聋（耳鸣久了是不是会导致耳聋）和听神经瘤（耳鸣是不是颅内长肿瘤）。耳鸣作为一个症状，一种大脑反应或异常电信号，不会引起听力下降，但可能提示你有未察觉的听力下降，“久鸣必聋”是错误的观念。耳鸣是听神经瘤的常见症状。

听神经瘤（图 24）几乎占到内听道区域肿瘤的 90%。听神经瘤是良性的肿瘤，但颅内空间狭窄固定，包容着最为重要的大脑结构，所以即使良性肿瘤，如果不断生长也是致命的。听神经瘤的生长多数情况是缓慢的，平均每年增大 1～3 mm。也有少数生长迅速的，

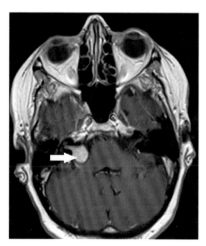

图 24　磁共振上显示的听神经瘤(箭头所示灰色区域)

囊性变的听神经瘤一般生长比较快,听力下降快的通常提示肿瘤生长快。

听神经瘤由于生长位置的隐蔽,症状不典型,很容易漏诊。耳鸣往往是比较早的唯一症状,尤其是单侧持续性耳鸣,然而由于耳鸣发生率太高,听神经瘤发生率又太低,所以有耳鸣而同时有听神经瘤的概率就不是很高。

目前一般对于有单侧长期耳鸣合并听力下降的会进行筛查听神经瘤的工作。随着我们临床诊断工具的进步和费用的降低,使得我们能够发现早期的听神经瘤。在听神经瘤很小的时候就可以通过内听道增强 MRI 得以发现(图 24),这就为我们及早治疗干预提供了可能。

由于听神经瘤位置的深邃,手术的难度极高,风险很大(面瘫、全聋,甚至生命危险),所以对于听力下降不重,无面瘫的小听神经瘤,之前普遍采用消极的等待随访,只有听力下降迅速,生长迅速才采取手术,但是此时手术难度增大,保留听力的可能性就很低了,面瘫的概率也增加了。随着医疗技术的进步,目前小听神经瘤手术在有些单位相对成熟,保持听力的可能性大大提高,尤其是颅中窝入路听瘤切除术。

听神经瘤的治疗还可以使用伽马刀或射波刀,这种治疗方法优点是不需要开颅,几乎没有风险很容易让人接受。缺点是费用昂贵,关键是这种治疗只是控制肿瘤的生长,瘤体还在那里,治疗后的水肿和瘢痕化,导致耳鸣加重,听力下降,极个别还有恶变情况发生。

目前通过手术切除听神经瘤,同时保存听力的治疗方法取得了很大进步。耳科医生可以通过很小的创伤方式——颅中窝入路,不进颅,就可以切除位于内听道内的小听神经瘤。这种方式安全,可以最大限度地在完全切除肿瘤的基础上保护面神经功能,保留听力,消除眩晕。当然这种方法也不是百分之白的都能获得满意效果,因为临床毕竟是一个复杂的场景,患者个体差异,肿瘤差异极大,听力保留的相关因素较多,故患者也需要保持合理的心态。颅中窝入路适用于听神经瘤大小在 2 cm 以内,主要位于内听道,有保留听力可能及愿望的情况。

如果肿瘤较大,需要选择其他保留听力的入路如乙状窦后入路。如果不考虑保留残余听力或已经无实用听力,也可以选择经迷路入路。

听神经瘤引起耳鸣,可能是影响到了信号的传入导致,或者肿瘤在狭窄通道里生长影响了内耳的血供,造成低氧状态,或直接引起听神经的压迫导致神经传导异常。

目前的手术并没有精细到去除肿瘤而不影响狭窄空间中的血液供给,切除肿瘤过程中也不可能不移动其他的神经束,目前阶段能做到的是解剖结构的完好,基本功能保留,对于耳鸣这种反应微细损伤变化的情况,是无法预判的。

35 梅尼埃病是怎么回事? 它的病因是什么? 如何治疗

梅尼埃病的主要表现是眩晕,典型的眩晕是患者自己感觉到周围在旋转或上下漂浮的感觉。眩晕是梅尼埃病的典型表现之一。除了眩晕,梅尼埃病还有另外三个主要症状,包括耳鸣、波动性听力下降和耳胀满感。当然不是每个梅尼埃病患者都会拥有典型的四联征,这就是临床的复杂性。梅尼埃病的发病率10万人中可能有几个到几百个不等,最常见的发病年龄在40~50岁,女性比男性多见。

梅尼埃病的病因目前还不明确,梅尼埃病的定义是不明原因的内耳积水。当然,文献中给出了各种可能的原因,但一旦明确是何种原因,也就不称其为梅尼埃病了。梅尼埃病的临床诊断多数是依靠典型的症状和排除了已知的原因。目前可以采用磁共振迷路造影来判断内耳积水来结合症状明确病因,但是内耳有积水现象却又不是梅尼埃病所特有。所以需要临床医生根据经验,通过患者的病史、症状和检查结果综合来考虑。这也是为什么医生会仔细询问患者发病情况的原因。目前给出的病因可能有血液疾病、感染、过敏、代谢和内分泌疾病、解剖和发育异常、内耳液体流动通道阻塞、血液酸碱度变化、外伤、螺旋体病和咽鼓管堵塞等。目前普遍认可的梅尼埃病的发病机制是维持内耳产生和吸收内耳液体平衡功能丧失导致的。

梅尼埃病的四个主要症状都是有显著的特点,只有符合这些特点才能考虑是梅尼埃病的症状。梅尼埃病的眩晕,其特点是旋转感,这种旋转的感觉持续时间在20分钟以上12小时以内,这个时间段是非常重要的。因为旋转感见于许多疾病,但是符合这个持续时间的常见于梅尼埃病。梅尼埃病耳鸣的特点是以低频为主,类似将耳朵靠近海螺壳开口听到的声音,而且耳鸣在梅尼埃病发作期加重,随着发作期结束趋于缓和。梅尼埃病的耳胀满感,多数在发作前出现,随着发作期结束而缓解。梅尼埃病的听力下降很有特点,一般是早期低频听力下降为主,逐渐累积高频,最后是中频,所以听力图以低频听力下降图形、低频高频下降的峰型图形以及平坦型图形多见。在发作期听力下降明显,缓解期有听力改善的趋势。

尽管梅尼埃病的表现多样，患者比较痛苦，但是通过合理的阶梯治疗，基本上都可以控制，不会对患者造成生活质量的下降。

梅尼埃病的治疗最为重要的是饮食控制与合理的生活习惯。即少盐，不要吃味精、咖啡、可乐、巧克力、奶酪、茶、酒；生活作息要合理，不能熬夜，不能过度疲劳，维持情绪稳定，避免生气。

一旦进入发作期，则需要药物来控制，多数经过 1～3 个月的药物治疗，梅尼埃病多数会转入稳定期。

如果一般药物控制效果不明显，可以加用鼓室注射药物来控制发作期。经过这些治疗 90% 以上的梅尼埃病可以控制良好。

极少数梅尼埃病患者需要通过手术的方式来缓解症状，包括内淋巴囊减压术、前庭神经切断术、3 个半规管填塞术等。这些手术有的会对听力造成一定的影响，一般针对的是实用听力较差的患者。

36 血管性耳鸣是怎么回事？ 如何治疗

血管性耳鸣也称为脉动性或搏动性耳鸣，属于客观性耳鸣，是由于耳周血管的原因引起的耳鸣或耳朵听到了耳周血管的声音。这里面有两种可能，一种可能是血液流经血管产生的声音发生了改变，比如声音变大，声音频率特性发生变化，这些变化由于与之前的不同，大脑会重新关注该声音，产生感知；另外一种可能是耳朵本身的敏感度增强，之前没有听到或没有达到耳朵感受阈值的血管声音被敏感度增加的耳朵听到了，从而产生感知。

第一种情况的出现也存在两种可能，一种可能是血管的内外结构发生变化，引起血流经过产生过大的声音，比如外伤引起的动静脉瘘、血管内斑块形成造成血管狭窄；第二种可能是血液流速加快，此时产生的声音比以往大，正常人在剧烈运动时也可以一过性感觉到，但是有些疾病比如甲状腺功能亢进、贫血等是持续性的。

目前对于血管性耳鸣的治疗主要从血管结构变化、血液流速和耳朵本身敏感度增加的角度来考虑，但由于临床上个体差异和疾病本身的复杂性,很难准确判断,往往需要反复多次就诊方能确诊。

保守治疗是治疗血管性耳鸣的主流。临床上患者以中年女性多见,多数是更年期患者,出现血管性耳鸣绝大多数与颈内静脉相关,这种应该与耳朵敏感性增加和血流过速都有关系,此种治疗以治疗更年期为主,对于耳鸣严重影响患者入睡和心情的,可以使用音乐治疗辅助。关键是向患者说明这种情况的危害很小。

甲状腺功能亢进伴血管性耳鸣患者必须同时治疗甲状腺功能亢进。对于非更年期患者,情绪评价是有必要的。焦虑或抑郁的躯体症状繁多而且难以解释,包括血管性耳鸣也不难理解,据报道国内 10%～20% 的人可能有不同程度的焦虑或抑郁,因此改善焦虑或抑郁对改善血管性耳鸣是有帮助的。笔者采用降低血液黏稠度和调节自主神经紊乱的药物治疗血管性耳鸣,取得了和手术治疗差不多的效果。

总之,血管性耳鸣需要查找可能的病因进行对因治疗,在查找病因的过程中辅助音乐转移耳鸣的困扰,降低血液黏稠度,从而降低血液流体摩擦力是比较好的选择。

37 中耳肌阵挛是怎么回事？　如何诊治

中耳肌肉阵挛是指中耳里的肌肉出现自发性收缩。中耳肌肉包括鼓膜张肌和镫骨肌,这两块肌肉平时只有在需要的时候才会收缩,起到保护耳朵、协同听觉的作用,但是某些特殊情况,会出现节律性、规则或不规则、持续或间歇性、单侧或双侧的中耳肌肉收缩,此时可能表现出卡塔声、嗡嗡响、跳动感、敲击声、蟋蟀声、气泡声、滴答声、振翼声等,甚至有些高频耳鸣声。

中耳肌肉阵挛依靠医生的经验、详细的病史和耳鸣的特点以及诱发因素来诊断,确诊则需要掀起鼓膜看到肌肉的阵挛,但是这种机会极少。临床上确实可以看到鼓膜在中耳肌肉带动下的振动和医生听到肌肉阵挛的声音,但是这种情况较少见。

　　中耳肌肉阵挛的原因很多，多数与中耳受到干扰有关系，干扰中耳的原因有咽鼓管功能不良、颞下颌关节紊乱、中耳炎症、外伤等。

　　中耳肌肉阵挛的治疗多数是寻找可能的病因，去除病因，当然也有医生尝试切断中耳肌肉，但临床上较少采用，因为多数情况下通过合理的处置，可以消除中耳肌肉阵挛，而不需要切断肌肉。

答疑篇

1. 问：56 岁,耳鸣与更年期有关,听力正常,白天工作可以忽略耳鸣,安静时耳鸣影响睡眠。现在入睡比较困难,一些中成药对睡眠无效。我算是一个耳鸣康复者吗? 有更好助睡眠的药吗

答：目前看属于耳鸣康复者,因为耳鸣已经不影响生活和工作了。目前不建议用药物改善睡眠,建议睡前放音乐帮助睡眠,但不建议在入睡后还开着音乐,因为入睡后大脑的防护机制都下降了,这时候听音乐不一定有好处,可以设置音乐时间。睡眠环境很重要,噪声不能太大,窗帘颜色换成有助于睡眠的颜色。晚上也不要剧烈运动,以免处于兴奋状态,不利于快速入睡,从而加重对耳鸣的关注。有些人喝热牛奶有助于睡眠。

2. 问：右耳一直高频耳鸣,现在用力张嘴,左耳也会有声音,是什么原因

答：是咽鼓管开合的正常现象。正常情况下,张大嘴巴,也会有声音,咽鼓管是一个软管,平时是关闭的,张嘴时咽鼓管开放了,咽鼓管本身里面就有黏液,气体进去后,必然会产生声音。这个声音的产生是与咽鼓管相关,不代表咽鼓管就有问题。出现耳鸣后,人处于警觉状态,会把注意力都转移到耳朵上,那么以前一些正常的、不在意的现象现在都会关注到。如果你只有张嘴时才有声音,你完全可以不去关注它。

3. 问：突发性聋,低频听力下降,治疗好转后又复发了,现在左耳"嗡嗡"声特别明显,而且耳闷耳涨,是什么原因

答：低频听力下降容易反复出现,以下 3 种疾病会出现低频听力下降。第一种疾病原因不清,低频听力下降后就不会再恢复,很少见。第二种疾病是偏头痛,低频听力下降是偏头痛在耳朵的一种表现,和偏头痛的发病机制非常一致,受到情绪、失眠等影响,这些因素改善后,低频听力下降就能恢复。第三种是梅尼埃病的早期,梅尼埃病主要有四个症状：波动性听力下降、耳鸣、眩晕和耳涨。建

议低盐、低味精饮食，不喝咖啡和酒，不吃巧克力及奶酪，合理作息，保证睡眠，缓解压力。饮食控制后，大部分复发率很低。治疗目前用喷鼻加中药和黏膜促排剂，治疗两周，大部分能恢复。如果恢复不好，直接采用鼓室内激素注射。也可以使用偏头痛的治疗方式。

4. 问：有时候晚上睡觉前突然会有"嗡"的一声，持续一段时间，有时吞咽或者张嘴时有抽搐感，是什么原因

答：这个是咽鼓管问题，属于正常情况，是因为耳鸣导致对耳朵关注度增加引起，不去注意，没有太大问题。

5. 问：耳朵积水，第一次治疗好了，现在右耳膜穿孔、耳鸣，音乐治疗有效吗

答：正常的耳膜是完整的，耳膜里面与外面的环境是不一样的。鼓室里面是黏膜，外面是皮肤。黏膜与皮肤的作用不一样。耳膜原本是封闭的，穿孔后，鼓室里面的环境会发生变化。里面的结构包括听骨链都会受影响，这是一个较长的过程。一般耳膜穿孔先选择耳膜修补，修补耳膜能恢复正常结构和改善部分听力。若是耳膜穿孔导致的耳鸣，修补耳膜成功后，耳鸣会消失。耳鸣与听力下降有很大的关系，有些人修补好耳膜后，耳鸣可能就改善了，有些听力下降的患者辅以助听器，3 个月之后，耳鸣改善了，也可以改善听力。如果这些都不能缓解，可以采取音乐治疗。

6. 问：治疗耳鸣是否有保健操，就像眼保健操一样，如吞咽动作、拉伸耳郭、穴位按压等

答：实际上，中医有推荐耳保健操，可以做，但要掌握一个度。有些人做的时候太剧烈，直接拍耳朵，不推荐。推拿、按摩、针灸都可以，只要不增加你耳朵的负担，不要对耳朵造成创伤。尽管可以尝试，但是目前没有证据表明这些方法对耳鸣有作用。

7. 问：我父亲有神经性耳聋,现在几乎已经听不见声音了。我现在也开始出现耳聋的症状,耳聋是否会遗传

答：耳聋肯定有遗传性,外伤性除外。但是孩子的基因来自父母双方,爸爸有不一定妈妈也有,所以在孩子身上不一定会显现出来。孩子是否会发病,还取决于生活环境、工作环境、生活习惯等。如果孩子遗传了耳聋基因,但他周围没有诱发的环境,他的听力也不会下降。先天和后天条件都要满足才会出现遗传性聋。

8. 问：我的耳鸣有时候是"嗡嗡嗡",有时候是"滋滋滋",耳鸣是否有不同的种类,成因是不是不一样

答：目前耳鸣的具体发病机制,都是假说,但我们可以根据耳鸣声音的特点进行大致判断。低频耳鸣大多与中耳肌肉有关系,高频耳鸣基本与耳蜗的结构有关系。当耳蜗毛细胞受损后,听力还未下降时,耳鸣就可能会出现,也就是说耳鸣起到了警示的作用。耳鸣的种类非常多,成因也千奇百怪,所以治疗耳鸣必须详细地询问病史,完善检查才能尽可能接近病因,进行针对性的治疗才能取得良好效果。

9. 问：听觉过敏与耳鸣有什么关系

答：听觉过敏或称为声敏分两类,一类是高频听力下降,尤其是下降很多时,日常声音达不到刺激听力高频的程度,所以觉察不到,一旦声音强度过高就会突然刺激这些频率引起不适反应,而这个反应是有可能诱发耳鸣或加重之前的耳鸣的。还有一类听觉过敏与保护机制有关,当听到很响的声音时,镫骨肌会收缩,起到保护耳朵的作用,若保护机制不正常,那么别人觉得正常的声音你就会觉得很响,本身这个保护机制异常也是耳鸣的原因。听觉过敏可以通过音乐治疗、精神状态的恢复基本上都可以克服。当两者都存在时,先解决听觉过敏,更有利于耳鸣的治疗,尤其治疗耳鸣的音乐比较特殊,有听觉过敏的患者可能一时不能耐受这种音乐,此时可以采

用舒缓的音乐进行富声治疗，等听觉过敏恢复正常，再使用治疗耳鸣的音乐。总之听觉过敏和耳鸣关系非常密切。

10. 问：我爸爸八十多岁，耳聋，我帮他配了助听器，他说没什么用，他佩戴助听器主要是为了看电视，但是好像也听不清楚。听人的讲话会有"嗡嗡嗡"的噪声，所以他不太愿意用，怎么办

答：配助听器重要的是验配技术。助听器配好之后，在几个时段要分别调试。像你父亲这种情况，属于助听器没有良好的验配，要到专业助听器验配中心去重新验配。

11. 问：突发性聋，高频下降，蝉鸣声 24 小时不间断，听不清别人讲话。我定制了音乐治疗，定制音乐治疗的效果怎么样？还有别的方法吗

答：音乐治疗对固定听力下降引起的耳鸣都有帮助，有效率在70％左右。一个声音一旦长时间伴随着你，你的大脑对它是有记忆的。音乐治疗在于转移你对耳鸣的注意力，只要你不主动的去想，耳鸣就不会对你造成很大的影响。用药物治疗突发性聋一般在 3～6 个月就基本稳定，所以不需要再用药物治疗。此时听力稳定，但是不足以听清楚别人讲话，就需要佩戴助听器，配了助听器后，要连续佩戴，佩戴 3 个月左右，耳鸣多数就会消失或降低，如果耳鸣仍然影响生活，则需要加用音乐治疗。音乐治疗要发挥作用需要一段时间，多数 3～6 个月，而且要坚持每天都要按照要求听。

12. 问：车祸引起耳鸣 3 个月，检查听力正常，现在耳朵会闷、头晕，怎么办

答：外伤综合征会有很多症状，这些症状会表现在耳朵，但不一定说明你耳朵有问题。所以像你这种情况，不需要用药，保持充足休息及良好心态，采用音乐治疗就可以了。

13. 问: 我今年 25 岁, 耳鸣 7 年。今年我的耳鸣声突然变得特别大, 彻夜不能眠, 高频蝉鸣声, 各项检查都正常, 有时会从高频声音转为低频声音, 这是转好的迹象吗? 像我这种情况应该怎么办

答: 高频声音转为低频声音, 可能与中耳腔的压力有关。当中耳腔压力发生变化, 外界声音传入降低时, 你的耳鸣就有可能加重。同时耳鸣也会因为各种不良事件而发生变化, 如熬夜, 压力大, 焦虑等, 因此要尽量避免这些情况。十七八岁的患者, 听力好但有耳鸣, 可能与个人的情绪或全身状态有关。这个阶段属于生理发育阶段期, 与更年期类似, 可能与激素的过度变化有关。你应该调整好情绪、睡眠等, 合理作息, 避免熬夜, 尽量不去关注它, 认真使用音乐治疗。由于睡眠不好, 建议加用改善睡眠药物。

14. 问: 佩戴助听器耳鸣就永远消失了吗

答: 不一定。多数情况下, 有声音刺激时耳鸣会缓解, 关闭声音时耳鸣依旧存在。因此, 建议佩戴助听器。耳鸣降低或消失的患者, 除了睡眠, 坚持佩戴助听器比较好。

15. 问: 佩戴助听器耳鸣的问题就解决了吗

答: 不一定。耳鸣的原因不只与听力下降有关系, 有些人有听力下降并不一定有耳鸣, 也不会被耳鸣困扰, 所以这里面还有情绪、睡眠等问题, 因此, 助听器佩戴好以后, 还需要解决可能存在的睡眠和情绪问题。只有这样才能最终解决问题。

16. 问: 佩戴助听器耳鸣会加重吗

答: 这种情况是有的。助听器验配是一个技术含量很高的工作, 只有好的验配师才能让你获得最佳的效果, 如果只是单纯购买一个助听器, 或者找非专业的验配人员验配不适合的助听器, 就有可能加重耳鸣, 因为会对耳朵增加不良的刺激。防止这种情况发生也很简单, 正常的验配都需要多次调试, 你是否感觉舒服是验配的

最好判断标准，如果感觉舒服，一般不会出现加重耳鸣的情况。

17. 问：听得到，基本听得清，但是听得费劲，是怎么回事

答：这最可能是高频听力损失的特点，也可能是早期听力损失的表现，耳鸣只是一个警告，慢慢听力会变化，当然不是耳鸣引起这种变化，最好的方法是定期检查听力，避免噪声，避免熬夜。

18. 问：挖完耳垢之后就感觉有耳鸣，晚上睡觉倒不是很响，白天也感觉有声音，是怎么回事？如何治疗

答：首先，耳朵周围三叉神经在中枢里面与耳蜗神经都有联系，刺激外耳道可以引起耳蜗神经反应引起耳鸣；其次原来就有听力下降，你的听力报告显示比较典型的双侧高频听力下降，但由于高频听力不影响我们日常的交流，所以没有意识到，实际上已经存在耳鸣，只是没有进入意识中，掏耵聍是对耳朵的一个刺激，这个刺激激发，导致耳鸣从潜意识进入意识。

可以选择音乐治疗，长时间坚持 3～6 个月，每天都要听至少两小时以上。

19. 问：中医治疗对毛细胞的修复有效吗？在听到大声音（拖椅子）时耳鸣加重、头晕，清洗一下耵聍有用吗

答：中医治疗耳鸣一定是有效的。中医治疗可以调理身体整体的状况，改善精神面貌，对耳鸣很有帮助，但修复毛细胞的功能应该是没有。清洗不一定有用，除非你的耳鸣是耵聍引起的。耳鸣患者多数伴有听觉过敏，所以会出现对特殊大声加重或伴随前庭不适如头晕症状。

20. 问：耳鸣和言语交流都比较困扰我，该怎么办

答：言语交流困难说明你需要助听器这样的设备，因为你的听力造成了交流障碍，你的耳鸣多数也和你的听力下降有关系，所以建议你先佩戴助听器,佩戴 3 个月后,可能耳鸣也会减轻;如果佩戴 3 个月,耳鸣仍然影响你,需要再加用音乐治疗。当然如果睡眠或情绪不良,需要同时用药物改善睡眠或情绪。

21. 问:耳膜修补手术后出现耳鸣,现在对睡眠影响很大,如何治疗

答:先做一个评估,第一先看现在的听力是什么情况;第二看耳鸣对你的影响现在是多大,如果听力影响大,建议佩戴助听器,如果听力不影响,那么适合直接采用声音治疗,同时需要使用药物改善睡眠。

22. 问:耳朵有点发硬发酸,颈椎感觉也不是太好,与耳鸣有关吗

答:这些情况和耳鸣关系不是很大,当然有时候颈部肌肉不适会影响中耳肌肉,从而加重耳鸣,但也可能是耳鸣患者过度关注耳鸣,引起对耳朵的过度感受,治疗除了针对耳鸣进行治疗,多运动颈部,不要长时间低头操作。

23. 问:我有颈椎压迫,针灸治疗偶尔有效果,耳鸣声音不大,但耳闷,这种情况有近 1 年了,到底是不是颈椎压迫引起的

答:不考虑颈椎压迫。看你的听力图是低频听力受损,1 年时间确实有点长,但也有机会可以改善,低频有自己恢复的可能。低频听力下降,可以考虑两种疾病,一种是梅尼埃病的早期阶段,另一种是前庭型偏头痛。针对这种情况可以用药物治疗,大部分听力会改善。如果效果还不好,可能和中耳肌肉痉挛有关系,可以尝试进行鼓室注射激素治疗,大部分能解决问题。如果确实治疗无效,可以采用音乐治疗。

24. 问:我女儿 15 岁,单侧耳鸣,药物治疗效果不好,该怎么办

答:看听力图是听力下降引起的,而且比较重,主要应该改善听力，考虑佩戴助听器，当然小孩子可能不太愿意佩戴助听器，那么也可以采用音乐治疗，但需要督促孩子坚持，同时避免熬夜，尽量缓解压力。针对耳朵的药物不需要。

25. 问：听力损失会导致耳鸣，如果听力没有损失，有其他因素会导致耳鸣吗

答：有一部分人听力基本正常，但确实存在耳鸣，首先纯音听力测试正常不代表没有听力障碍，这个通过更精细的检查可以发现听力损失，当然这些听力损失不足以引起我们交流困难，但是可以出现耳鸣；其次一部分人听力确实没有问题，仍然可以有耳鸣，是因为耳鸣的原因除了听力下降还有许多其他原因，比如听骨链的扰动、中耳肌肉振挛、咽鼓管功能不良、激素分泌紊乱等。

26. 问：我耳鸣蛮严重的，检查过听力是正常的，在声音大时就觉得很严重，平时左耳有点声音，前几天觉得双耳都有声音，平时不严重，只要声音大一些，耳鸣就会出来

答：你这种情况说明耳鸣伴有听觉过敏，建议避免引起不适的噪声，尽量避免处于安静环境下，在安静环境下需要使用舒缓的音乐做背景音乐，就是所谓的富声治疗。同时需要合理作息，保持良好的精神状态，避免熬夜，尽量少打手机，避免戴插入式耳机。